JN074821

セルフコーチング

毎日をごきげんにする方法 Enjoy Life篇

井上 和 著
Kazu Inoue

毎日をごきげんに過ごすことができたらいい。

いつも笑っていられたらいい。

多少辛いことがあっても、ちょっと落ち込んで、

そして動き出せたらいい。誰かに支えてもらえたらいい。

誰かを勇気づけたり元気づけたりできていたらいい。

ここには毎日をごきげんに過ごすためのヒントがあります。

デンタルダイヤモンド社

推薦の言葉【和さんマジック✨】

「この感覚はなんだろ……、まるで魔法だなぁ」

これが、この本を読み始めてすぐに私が感じた素直な思いです。

確かに読んでいるのは一冊の本なんだけれども、なぜか「読んでいる」というよりも「和さんの話を夢中で聞いている」という感覚に陥ったのです。

そう、目の前に現れた「バーチャル和さん」が、自分だけに向かって話をしてくれている。これは紛れもなく「魔法」です。これぞ「和さんマジック」かな？　なんと贅沢な時間でしょう！　しかもそのお話のどれもこれもがストンと心の奥底に入ってくるから不思議。「そのとおり！」、「そう考えればいいんだ！」、「いますぐ実践したい！」、「その一言すぐに明日使ってみたい！」などなど。気がつけば、「自分って、こんなに素直に人の話を聞き入れる人間だっけ？」と自問自答したくなってくるほど。とくに男と女の違いのくだりでは、もう男の私は何の反論もできません。おっしゃるとおりです和さん。参りました。以後気をつけます……ってなる（笑）。

でもこの本の本当にすごいところは、新人でもベテランでも、歯科衛生士でも歯科医師でも、はたまた男でも女でも、誰が聞いても腑に落ちる話ばかりであること。とくに思考が依存的でかつネガティブになりがちな人には、ぜひ読んでいただきたい。ほんの少し思考回路のスイッチを変えるだけで、自立的でポジティブ思考になれるヒントが、至るところにちりばめられています。

これいますぐにうちのスタッフ全員に読んでもらいたい！　一人に一冊もたせたい！　みんなで好きなところに赤線を引きまくってもらいたい！　なんなら、毎朝のミーティングでこの本を朗読する時間を設けたい！　そんな気にさせてくれる一冊です。

和さんのことを知ってる人は、もっともっと和さんが大好きになります。そして、歯科衛生士になりたてで、まだ和さんのことを知らない人も、一瞬で好きになるでしょう。そして、心のなかでこう言いたくなります。

「和さんありがとう！　私、明日からまた頑張る！」と。

2020年４月

武居 純　神奈川県・タケスエ歯科医院

はじめに

『月刊DHstyle』に10年間連載をしたコラムを本にまとめました。

今回はEnjoy Life篇。またまた毎日をごきげんにする方法をギュギュッと詰め込んで、愛情いっぱい振りかけました。ちりばめたいくつもの言葉が、きっとあなたの心にどストライク！　背中を押してくれるはず。あなたはそれができる人！　次はきっとうまくいく！　人生ってそういうもの！　それがどうした！　やるときゃやる！　あなたは最高、そのままでいい。

いつもと同じ１日がちょっとキラキラに見えてくる。落ち込んだ気分が晴れていく。ちゃんとやろって背筋が伸びる。元気な人はより元気に。へこたれている人は立ち上がり、立ち向かうぞって決めるはず。そんなヒントやエールを今回もてんこ盛りにしました。

「ホントそうだよなぁ」って首がおかしくなるほどウンウンうなずいたり、熱いメッセージに何度もウルウルしたり、そんな１冊になりました。今回は、自分のこと大切にしてあげよう。自分をやっつけるのはいつだって自分。あなたが自分を愛さずに、誰のことを愛せるというのよ。そんなメッセージも添えてお届けします。

愛らしいイラストは、くぼあやこさん。私がずいぶん昔、まさに一目惚れをし、10年間描いていただきました。推薦文の武居 純先生は、この本にぴったりの熱い男です。英文をマッハでチェックしてくださったK先生、編集さん、本当に本当にありがとうございました。この本を手にとってくださったあなたにも心から感謝です。楽しんでもらえるといいです。

連載時の文章はほぼそのまま、何度も登場するフレーズも、わざと残しておきました。みなさんの今日がもっと、ごきげんになりますように。

2020年４月

井上 和

CONTENTS

Illustration：くぼあやこ
book design：安倍晴美

01

基本中の基本

The most basic of basics.

幼稚園ですべてを学んだ

All I really need to know I learned in kindergarten.

ロバート・フルガムという哲学者にしてカウボーイにして、牧師にして詩人にして、アイロンがけの鉄人にして世界中で翻訳されているベストセラー作家がいます。彼が書いた１冊の本にこうあります。「人生で必要なことは、大学院という山の頂点で学ぶのではなく、幼稚園の砂場で学んだ」と。

- **何でもみんなで分け合うこと**
- **ずるをしないこと**
- **人をぶたないこと**
- **散らかしたら、自分で後片づけをすること**
- **誰かを傷つけたら、ごめんなさいと言うこと**

こういうことをきちんとやらずに、誰かとうまくいくことなんてありません。もし戦争をしている国の人が「人をぶたないこと」を学んでいたらどうでしょう。どこかの国の政治家たちが「散らかしたら、自分で片づけをすること」を学んだらどうでしょう。

私たちも同じです。患者さんに対して「嘘をつかないこと」、「自分がされたくないことをしないこと」などを約束して診療していたらどうでしょう。他のスタッフに対して「人にやさしくすること」、「困っていたら助けてあげること」をやってあげられたらどうでしょう。

院長には「ありがとうと言うこと」、「思いやりをもつこと」、「わからないことがあったら聞くこと」ができていたら、どれだけ信頼が得られ、医院がうまくいくでしょう。メインテナンス率を上げることだけに頭を悩ませたり、システムの構築のために大枚叩いてコンサルタントを雇ったり、それはそれで大切ですが、ちょっと待って。幼稚園で学んだはずの基本中の基本ができずに、システムだなんだと、とぼけたことを言っている場合ではありません。基本的な人間関係の構築なくして、システムの構築に悩むなんて寝ぼけた話ですよ。

君がいなくちゃ

If I Didn't Have You.

自分一人でできることなんて限られています。誰かの助けがあってこその診療です。チーム医療はかけ算。もっともっとたくさんのことを患者さんやチームのみんなにやってあげたいと思えるあなたなら、もちろんわかっていますよね。バタバタと忙しく働いているときに「それ片づけますから置いといてください」と言われたら、もっとたくさんのことを、もっと気持ちよくできるはず。

「いつも頑張っているね、ありがとう」と院長に言われたら、もっと頑張ろう、院長のためにも何かしてあげようって思いますよね。そういう気持ちのよい環境で仕事ができたら、自分の力を最大限に活かせるはずです。いままではできるなんて思わなかったことにも、チャレンジする気になります。助けを得て達成できます。

　でも、もしその逆だったらどうでしょう。できたことは一言も褒められないのに、できなかったことだけを怒られたり、悪口を言われたりしていたら、もてる力の半分も出したくないと思います。それ以下のことすらやりたくないと思うはず。誰かに後押しされるから、いつも以上の力が発揮できるんです。

つまりこれがそうです
This is it.

　人間関係というのは誰もが苦慮することです。コミュニケーションについては、医院の壁を埋め尽くすほどの本が出ています。しかし、基本なくして技など繰り出せるはずはありません。ランニングなしにフルマラソンはできない。素振りなしにバッターボックスに立つことはなく、キャッチボールなくしてピッチャーになることはないんです。基本なくして成長はなく、成功などあるはずもありません。

　そして、基本とは、幼稚園で学んだ教訓に尽きるのです。誰かとうまくいかないなと思ったとき、自分とうまくいっていないと感じたとき、考えてみてください。思いやりをもって相手に接しているかどうか。自分にやさしくしてあげているかどうか。

「疲れたらお休みすること」、「両手に持ちきれない荷物を持たないこと」、「手に余るいっぱいの荷物を持とうとすると、何かを落としちゃうよ」。幼稚園の砂場で学んだそんな教訓を思い出してみてください。挨拶をすること、返事をすること、みんななかよく。

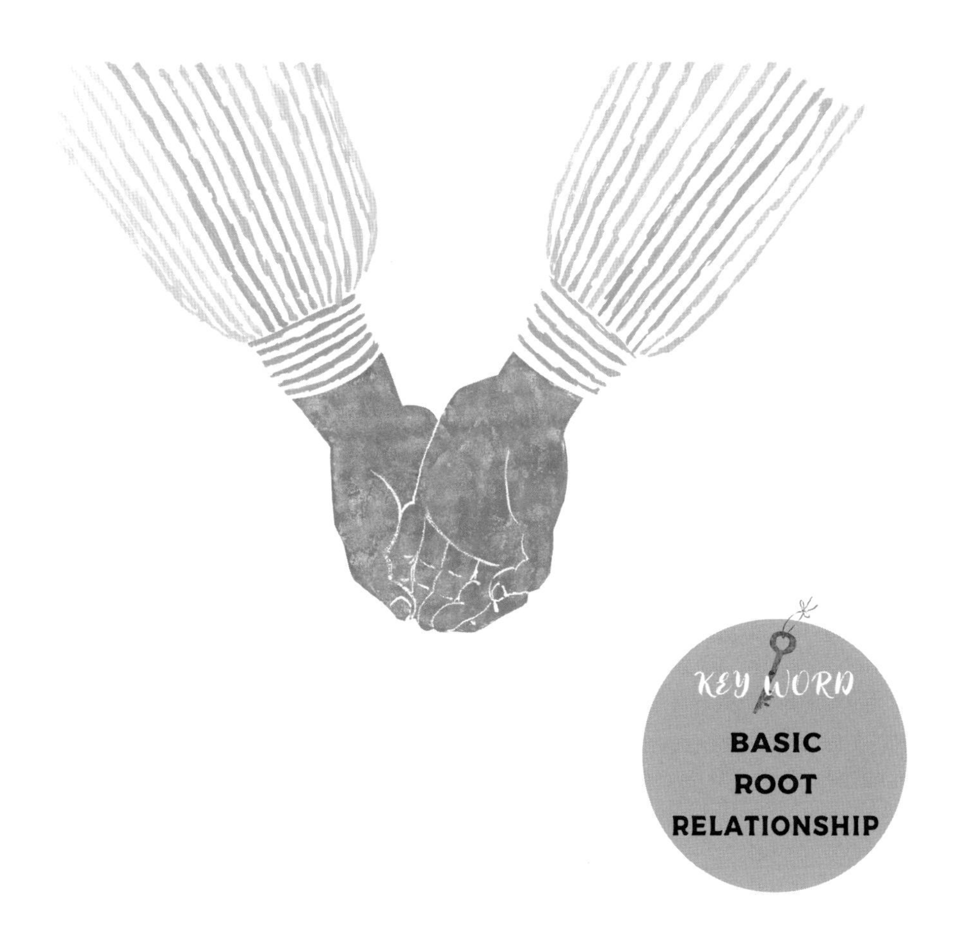
KEY WORD
BASIC
ROOT
RELATIONSHIP

02

プライド

Pride.

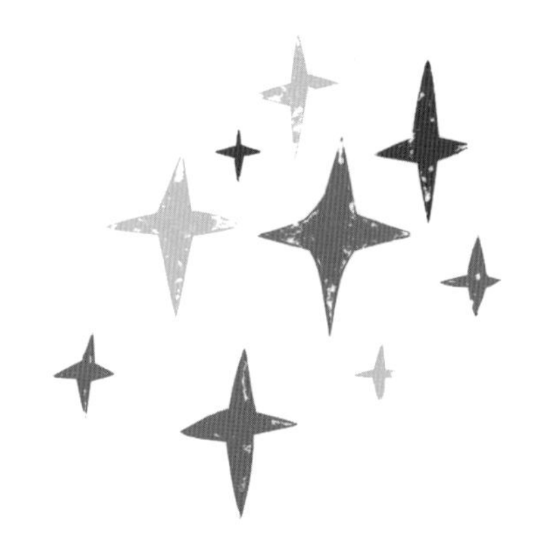

生きることは呼吸することではなく行動することだ

Living is not breathing but doing.

正直、嘘をつくことがあります。ごまかすこともある。それで人間関係がうまくいくことも確かにあるけれど、心に小さな傷がつく。相手には気づかれなくても、それが嘘だということを自分は知っている。嘘をつく毎日を続けていたら、自分のことが嫌いになる。

たとえば、担当するすっきりと治りきらない歯周病の患者さん。この患者さんは私が治してあげなきゃいけない。それでなければ、患者さんの病気は進んでしまうかもしれないし、治るチャンスを逃して、歯を失ってしまうかもしれない。

それなのに、病気がたいしたことがないように説明したり、説明しなかったり、治しているふりをしたり、患者さんのせいにしたり。そんなの私のプライドが許さない。えらそうかもしれないけど、それは私の自尊心。毎日嘘ついて、ごまかして、それがいつも仕事の中心なんて恥ずかしすぎる。

そんなことで自分のことを嫌いになるのなら、嘘などつかないで済む仕事をする。きちんと患者さんを治してあげたい。自分にできることをしっかりやりたい。歯科衛生士という職業なんだから当然のこと。もしこれ以上自分には無理、治せないってなったら、躊躇せずきちんと治してくれる人に託す。そして、自分がきちんと治せる人になれるよう、努力を続ける。それが私のプライド。

生きるために食べよ、食べるために生きるな

Eat to live, but do not live to eat.

「もし、卒業したての自分にアドバイスすることができたら、なんて言いますか？」と聞かれました。言ってあげたい、「勉強をすること、練習をすること。ただし、一人でやるんじゃなくて、ちゃんとした人から習うこと。誰でもいいわけじゃない。本物に教えてもらうこと」。そう伝えたい。そして、この人たちから習いなさいと何人かをピックアップして教えてあげると思う。

ちゃんとした人に習えば、ちゃんとした歯科衛生士になれるけど、そうでもない人から習うと、そうでもない歯科衛生士になっちゃう。この仕事のすばらしさを私は知ったけど、偽物に付いてイマイチな歯科衛生士を続けていたら、そのすばらしさには出会えなかっただろう。

苦労ばかりでめんどくさい仕事だなって辞めてしまったかもしれない。そんなのもったいない。人の身体って本当にすごくて、傷ついたところが見事に治っていく不思議！　炎症という身体の防御システム！　人と共生する細菌のバランス！　そんなところから、日々の臨床に役立つ歯ブラシの選び方なんて細かなところまで、知れば知るほど「そうなんだ！」とワクワクが溢れてくる。

本物に出会えれば、この仕事の芯になる基礎から学ぶことができるので、楽しくって興味が湧いて、仕事が大好きになる。そして、プライドをもって仕事ができる。

卒業したて、目をパチクリしてる自分に「寄り道しないでまっすぐに行きなさい」と背中を押してあげたい。

すべては過程である

It's all about the journey, not the outcome.

たとえば、車を買うときは誰に相談したらよいでしょう。車のことなら何でも知っている、車を作っている人に聞くのが一番よいでしょう。できれば、世界に認められている車作りに携わっている人がいい。二流より一流の車作りをしている人。

車を売りたいだけの車屋さんに聞いたら、自分に合った車を勧めてもらえないかもしれない。家族なら親身になって考えてくれるだろうけれど、最良の選択になるとは限らない。本当に詳しい人に教えてもらったほうがいい。

乗り心地も燃費もよく、使い勝手のよい車に出合えれば、ドライブが好きになる。車についての基礎的なことや開発のエピソードなど、興味深い話が聞けるかもしれない。もっともっと車好きになるかもしれない。そういう人を探し出せるかどうかで、未来はまったく別ものになる。じゃあ誰に教わればいいんだろう？

わらしべ長者という昔話を聞いたことがあるでしょう。ある男が観音様に「お金持ちになれますように」とお願いしました。すると観音様が、「ここを出て最初に摑んだ物があなたをお金持ちにしてくれますよ」と告げました。お寺を出て最初に摑んだのは、わらしべ（稲の芯）でした。そのわらしべに、たまたま捕まえた虫を結んで歩いていたら、ある子どもがその虫が欲しいと言ってきて、虫を付けたわらしべの代わりにみかんをくれました。そのみかんが物々交換によって布になり、布が馬になり、馬が田畑と立派な屋敷になり、お金持ちになる物語です。こういうのがいい。

まずは近くにいる人のなかで、最も信頼できそうな人に、誰に何を教えてもらえばよいのかを聞きます。紹介してくださった人たちと学んでいると、次の目標が見えてくる。そこにいるまた最も信頼できそうな人を見つけ、次は誰から何を学べばよいのかを聞く。そうしていると、仕事ができるようになり、面白くなり、この仕事はめちゃめちゃいい仕事だと思うようになる。

うんざりするような毎日で、プライドは生まれない。仕事が好きで、自慢できるからこそ、プライドがもてる。私は歯科衛生士です。患者さんの健康を守る仕事です。そのために毎日頑張っています！そう胸を張って言える。

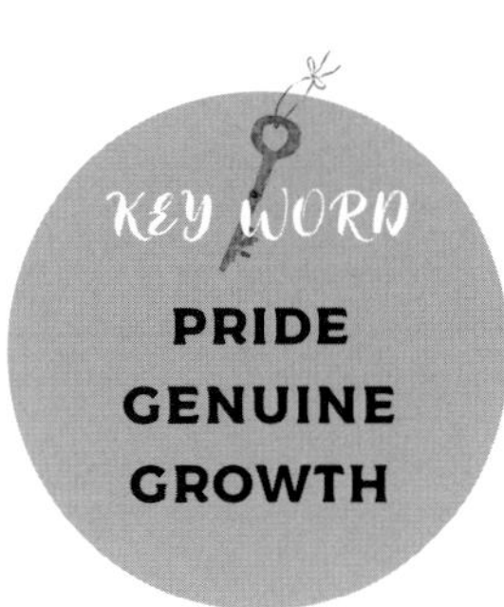

03

やるべきことをやる

Do what you must do.

だからこそ始めるんだ

That's why I'm starting with me.

自分が医者に行くとするでしょ。その先生がまだ若くて経験も浅くて話し方がギャルっぽくて、「あれっ、これってどーするんだっけか？」なんて言いながら診察していたらどうですか。

“まだ若いんだからしょうがないよね”と思いますか？　自分の身体を生半可な新人になんて任せたくないですよね。花粉症と風邪を誤診して、効かない薬を出し続けられるとか、足の痛みはひびが入っているからなのに、Ｘ線写真が読めないばかりに湿布薬だけを出されるとかダメですよね。

でも、最初はみんな新人で、当然キャリアもなく、知識も使えるようで使えない。技術もないに等しいわけです。だから早く一人前になるべきなんじゃないかな。自分がやられたくないことを人にやるのはダメでしょ。新人だからという理由で、人の身体を傷つける権利なんてありません。「歯石は取りきれていないと思います」とか、「フッ素の使い方は確かこうだったような気がする」なんて言い方はダメです。

自分がされたくないような対応をしてはいけません。だから早く、一人前の歯科衛生士になりましょうよ。そのためにやるべきことをやりましょう。いますぐ始めましょう。

いますぐ正そう
Gonna make it right.

私たちは医療従事者です。医療職というのは、いくら儲けたかで評価されない特別な仕事です。聖職者や学校の先生と同じで、**何人の人をどれだけ幸せにしたのかでその人の仕事が評価される、そういう仕事です。**

歯科衛生士になったからには、それがあなたの仕事です。勉強や練習が必要です。やってもやらなくてもいいことではありません。それなしに歯科衛生士ではいられません。

そりゃそうです。世の中には医療従事者として知っていたほうがよいことが溢れています。ただ患者さんが歯石を取ってほしいと言ったので歯石を取るのではなく、病気をしっかりと治すために歯石を取ります。健康で快適な生活を手にしていただくために歯石を取ります。

漫然と歯石除去をしていては、除去の瞬間から歯石は付着するので病気が治ることはありません。付かなくするためのサポートが必要です。磨き方や道具を教え、継続するためのサポートをします。

また、歯石除去という技術の他に、歯石の探査、歯肉の診方、治癒の病理、全身疾患や喫煙との関係、生活習慣を変えるという意味では、コミュニケーション能力もコーチングスキルも必要になってくるでしょう。話し方、一般常識、マナーなども重要です。とりあえず歯肉は治ったけど、患者さんが行くたびに不愉快になる医院ではダメでしょう。学べば学ぶほど、自分が必要な知識を知ることになります。

歯科衛生士はものすごくやりがいのある仕事です。やりがいって、なんでもないことを続けていて生まれるものではありません。努力をし、できないことを克服したときに生まれるものです。ですから、歯科衛生士でいるかぎり勉強や練習は必要だけれど、やりがいがもれなくついてくるわけです。

こんな仕事はそうそうないです。おめでとう。歯科衛生士になって本当によかったですよ。本当によかった。

すごくイイ感じになる
It's going to feel real good.

きちんと努力をしていると、確実に患者さんを幸せにしているという実感が生まれてきます。1年前よりも歯肉を診る目がついてきて、きちんと治療ができてきます。患者さんが看護師などの専門家でも、臆することなく話せるようになります。自分に自信がもてますから、仕事自体が楽しくなります。

う蝕だらけだった子どもが、永久歯の萌出とともにカリエスフリーの歯列に変わっていくのをみる。患者さんがいつもきれいに磨いてくださるようになる。「禁煙しました」と言われる。人のためになっていることを日々実感できます。日常的に「ありがとう」と言われます。「あなたのおかげで」、「あなたがいてくれたからこそ」、そんな言葉を常に聞き続けます。

この仕事を選んで本当によかったと思う毎日。そんな幸せを手にするためにも、やるべきことをやるんです。基本といわれる本は理解できるまで読みましょう。有名どころのセミナーには、一度は行ったほうがよいでしょう。先輩や先生の口を借りて、日々トレーニングをしましょう。

これらはあなたのやるべきことです。**“やる”、“やらない”の選択はありません。やるべきことなのです。**困ったらいつでも相談してください。この仕事を選んでよかったと思っている先輩たちは、私の他にもたくさんいます。大丈夫、あなたは一人じゃありません。

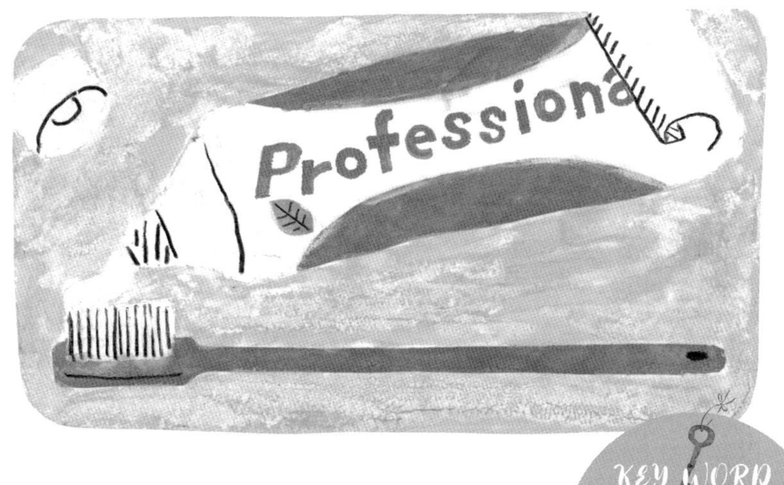

KEY WORD

START
RESPONSIBILITY
HAPPY

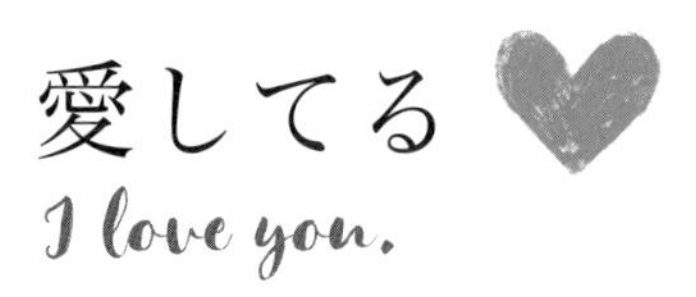

04

愛してる

I love you.

愛するために生まれてきたんだ

I was born to love you.

　あなたが愛するものはなんですか？　“誰か”や“何か”を愛おしく思うのはどんなとき？　無性に会いたくなったり、どうにも離れたくなかったり。一緒にいて幸せだなって思うものはなんですか？　恋愛中の彼氏、家族、かわいがっているペット、いつでもグチを聞いてくれる親友、大好きな趣味、片時も離さない大切な品物。愛するものがあるってステキなことですよね。思い出すたびニヤニヤしちゃう。胸がキュンとする。あぁ、し・あ・わ・せ。

　“愛”って中国からきた言葉だそうです。愛という文字は、「胸が詰まる」＋「のけぞる」＋「足をひきずる」という文字でできています。胸が詰まってのけぞって歩けなくなるのが「愛」。わおっ！　熱い！

　愛されるのはとっても幸せなことだけど、相手の気持ち次第。でも「愛する」のは自分がそうしたいと思えばいつでもできちゃう。初対面の患者さんだって、大事にしたい、その人の幸せを心から支えたいと思えば、その瞬間から愛せます。あなたが患者さんだったらどう？　あなたのことを本気で思ってくれる歯科衛生士さんっていいよね。

愛してよ！

Love at first sight.

先日、２歳の女の子が来院しました。初めての歯医者さんです。怖いんだけどちょっと興味あり。ママも緊張してる。楽しみだけど嫌な予感もする。

慣れないスリッパで、ずるずると診療室に向かう。並んでるこの怖そうな機械は何？　先生（←わたし）はニコニコでハイテンション。この人いい人？　怖い人？　ドキドキドキドキ。

こんな患者さんが来ると私は燃えます、頑張らなくちゃって。この子に、ここは嫌な所じゃないよって教えてあげたい。連れてきてくれたママにも、また来ようって思ってもらいたい。この子が歯医者さんを好きになり、治療やメインテナンスにきちんと通ってくれて、永久歯もむし歯ゼロ。大きくなってママになり、自分の子どもにも歯の大切さを伝えてくれたなら。そして、おばあちゃんになって、孫にも伝えてくれたなら……。**私たちは、目の前にいるこの子にだけでなく、未来に向けて仕事をしている。**

「パパの歯磨きしてあげたの」なんて言われると、もう泣きたくなるほどうれしい。私の頑張りがこの子を通してパパに伝わる。パパもちゃんとメインテナンスしに行かなくちゃと思ってくれたら最高。

そんなふうに考えると、この子の先にある人たちの笑顔が見えてきて、またたまらなく愛おしくなる。かわいい子犬を見ると、まさに「食べちゃいたい」（食べないけど）って思うでしょ。ぎゅーって抱きしめたくなる。「きゃー、なんて上手にお口が開くのかしら！」、「きゃー、なんてきれいな歯なのかしら」、「さすがお姉ちゃん」、「えらいねぇ」、「すごいねぇ」と連発していると、女の子もちょっと自慢げ。だんだんお口の開きが大きくなる。ママは「いつもは逃げ回ってたいへんなんですよ……」とちょっと悔しげ。

あっという間に終了。もう終わりなんだって思ったら、今度は寂しくなっちゃって、「先生、○○ちゃんと別れるのが寂しいよ」って言った。その子は「ふぅーん」と私を見上げた後、しばらく座っていた。私は頭をなでなでしたり、ぷにぷにのほっぺを指でグルグル丸描いたりしていた。気持ちよさそうにしているのがまた愛おしくって……。

「愛してる」この子のこと「愛してる」。患者さんのこと「愛してる」。そういえばたくさんの患者さんから「愛されている」そう思った。すごくいい感じだった。

お金じゃ買えない
Can't buy me love.

先日、後輩のTBIを見ていて思いました。「愛がない」と。一方通行の説明。患者さんは責められていると感じるらしく、何度も「やっています」と言っている。後輩に私が「あの患者さん苦手でしょ」と聞くと、「そんなことないですよ！」と答えるのですが、もう2回「あの患者さん苦手でしょ」と聞き続けたら「嫌いですよ！」と力強く答えました。

「言っても言っても言うとおりにやらないし、そのくせめんどくさい質問はしてくるし」しまいに「だいたいあの髪型、変じゃないですか！」とまで言うんです。髪型は自由だろって思うんだけどね。もうその患者さんの何もかも嫌いなんです。

患者さんによくなってほしいと思えないと、TBIで行動を引き出すのは難しい。心からよくなってほしいと思えないと、相手を変えるのは難しいです。**人が動くのはやっぱり「説明」より「Heart」だもんね。**

愛してるって言っただけ
I just called to say I love you.

以前、ネット上のあるサイトで、ご主人が奥さんに「愛してる」と直接言う、というのが話題になっていました。そういえば言ったことないよな、言ったほうがいいよな、でもなかなか言えないよな。そんなふうに思っている旦那さんたちが、ドキドキしながら、照れながら、ごまかしながら「愛してる」と伝えるプロジェクトでした。

反応はさまざま。喜ぶ奥さん、泣き出す奥さん、照れる奥さん、「なんかあったの？」と疑う奥さん。でもみんなに共通していたのは、“言われてとってもうれしい”、そして言った側に共通するのは、“言ってよかった”でした。

愛してるって１回言ったからそれでOKというものじゃない。何度でも何度でも聞きたい言葉です。**あなたもあなたの大切な人に、今日は「愛してる」って伝えてみて。**「愛してる」、「愛してる」、「あなたのこと愛してる」、「いつもいつもそう思っている」と。

KEY WORD

LOVE
LOVE
LOVE

05

おかあさんになる
Becoming a mother.

親思う心に勝る親心
Natural love descends but it does not ascend.

　ある先生が言いました。「歯科衛生士にはおかあさんでいてほしいんだ。そこに行くといつもいる。そんな存在であってほしい」って。あなたにとっておかあさんってどんな人？　帰るといつもいてくれる、困ったときはいつだって助けてくれる、遠くにいてもずっと気にかけていてくれる、ダメなときは叱ってくれる、ふと思い出して会いたくなる。そんな歯科衛生士だったらどうだろう。そうだ、おかあさんみたいな歯科衛生士になろう。

愛がないと欠点ばかりが見える
Faults are thick where love is thin.

　患者さんがよく「怒られるから今日は磨いてきた」って言いますよね。患者さんは、私たちからよく怒られると感じている。患者さんに「○○さんのこと怒ったことありますか？」って聞くと、「まあ、それはないけどね」と答える。おかあさんはよく怒る。でも、私のためを思って言ってくれているのはわかってる。そんな言われ方ならいい。

　Twitterでママたちの「育児ことわざ」というのが流行っているそう

です。“嘘つきは怒号のはじまり／男子危うきに必ず近寄る／悪事の前の静けさ／良薬は苦いのでゲボ／仏の顔に三度もなれない”などなど、母親の苦労が忍ばれることわざの数々。それでもおかあさんは子どものことが大好きで、一日中次から次へとしでかした悪行も、愛らしい寝顔でチャラにしてあげるでしょう。

そんな母心を見習いましょう。「なんでまた歯石なんて付けてくるんだよぉ！」、「歯間ブラシしてくださいって言ったのにぃ！」、「私の話聞いてたのかぁ！」と、自分が気に入らないからという理由で怒ってない？　行くたびにギャーギャー怒られたら、もうメインテナンスなんて行く気にならないよね。行くたびに、ここが汚い、ここが磨けてないってそればかりなら、メインテナンスのたびに憂鬱になっちゃう。

あなたは患者さんのためにって話してる？　患者さんのためを思って話しているのは、患者さんにちゃんと伝わってる？

礼儀作法を見れば人がわかる

Manners make the man.

おかあさんは「部屋を片づけなさい」って言う。でも自分は「別に散らかってても困んない」って思う。だから、おかあさんのお小言は、ちょっと鬱陶しく感じる。でも、おかあさんが言っているのは、ただ部屋がきれいならいいってことだけじゃない。部屋を片づけることは、人生を整理・整頓するということ。どうでもいいことにかかわり続けてもよいことなんてない。いらないものは捨てること。散らかしていると、大事なものがどこにあるのかわからなくなる。やるべきことを忘れてしまう。

きれい好きな人は、自分の人生も整理されていて、人からも評価される。だからこそ、自分の部屋の掃除から始めるのよ。そういう壮大な意味が（たぶん）あって、部屋を片づけなさいって言っている。

私たちが患者さんにプラークコントロールについて話すのもそういうこと。患者さんに聞いてみましょう。何歳まで何本の歯を残したいと思いますか？　どうなったらいいと思いますか？　多くの患者さんは、「できれば自分の歯で一生何でも食べたい」、「歯の治療はもうしたくない」、そんなふうに答えるでしょう。

だったら一番の早道は、きちんとしたプラークコントロールの仕方を身につけることです。一番安上がりで１回あたり数分間、慣れてしまえばたいした手間でもない。そうすれば患者さんが望んでいる、もう一生歯の治療をすることなく、自分の歯で噛み続けられるお口になりますよって教えてあげましょう。**プラークコントロールすることを、患者さん自身のやりたいことにしてあげましょう。**

海より深く、山より高い

Deeper than the seas and higher than the mountains.

おかあさんに会うとホッとする。そんなに美人じゃないし、女性として目標になるってほどでもない。服のセンスもそんなによくないし、メイクも正直イケてない。お料理だって下手じゃないけど上手でもない。何か得意なことがあるわけでもない。すごい人じゃないけど、おかあさんのこと嫌いになんてならない。だっておかあさんだもん。

いつだって「あなたのために」って心から考えてくれる、そんなおかあさんみたいな歯科衛生士になろう。メインテナンスに来たら、お帰りなさいって、温かい笑顔で迎えてあげよう。うまくいってなかったら、手伝ってあげよう、大丈夫よって言ってあげよう。

　患者さんがまたあなたに会いに来ようって思ってくれるよう、患者さんのために、いっぱいいっぱい思ってあげよう。

KEY WORD

MOTHER
MOTHERHOOD
MERCY

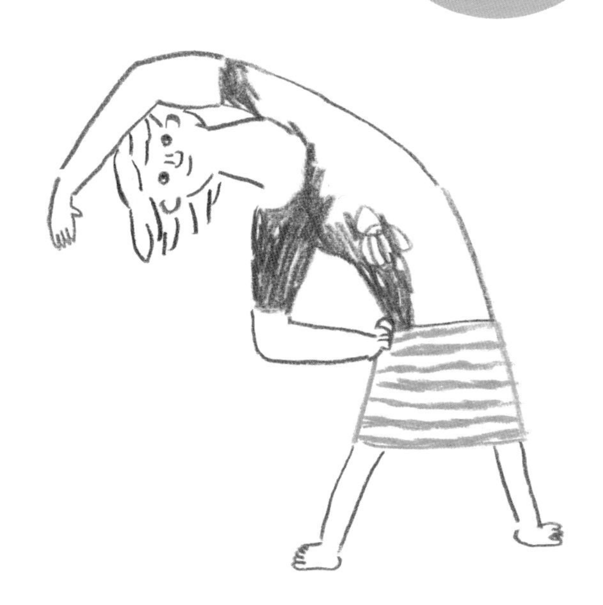

06

置いといて

Leave it for later.

問題解決

Problem solution.

電話をかけてきて、グチをこぼす歯科医師の友人がいます。たいてい職場の問題。解決の方法はさほど難しくなさそうです。たとえば、相手に直接どう考えているのかを聞いてみる、どうすればいいのか話し合う、院内のシステムを変える、問題を起こす人にきちんと注意をする。とてもシンプルに思えます。

そこで私は提案をするのですが、必ず言い返されます。「そんなこと言ったって」、「それはもうやってる」、「そこまでこっちでやらなくちゃいけないの！」と。せっかくあなたのためを思い、真剣に考えてあげているのに、なんだか自分が悪者になった気分です。悩んでいる友人を責めているみたい。しかもこれ、電話のたびに毎回です。

最近はとりあえず、「たいへんだね」、「頑張ってるね」、「すごいね」、「きっとなんとかなるよ」と合いの手だけ入れて聞いていますが、そのほうがごきげんみたい。そうか、そうしてほしいんだ。アドバイスが欲しいわけじゃない。解決方法は自分のなかにある。考えてもいるし、努力もしている。むしろアドバイスをされることで、そんなこともわかんないんだと言われたように受け取って、腹が立つので言い返してくる。

そりゃそうだと、私も反省。

頑張っているのに、あなたにも責任はあるんじゃないかなんて当たり前のこと言って、友だちを落ち込ませてどうするの。友人だって、自分にも責任はあるだろうって薄々気づいているからこそ、それを言われたくないわけでしょう。私にも言い分はあるけれど、いまは置いといてグチを聞いてあげよう。それで彼が元気になるのならいいじゃない。自分のことは脇に置いて、元気づけてあげようじゃない。

茶飲み話
Small talk.

高齢になった親との会話でも、似たようなことがあります。町内会のこと、友人との旅行の話、ゴミ捨ての問題などいろいろ言ってくるから、こちらは相談にのってあげようとアドバイスするんだけど、年寄り扱いしてと機嫌が悪くなる。

「あんたはいつもそうなんだから」と意味不明の切り口で言い返してくる。あなたのために言っているのに。そもそもそっちから聞いてきたのに。だったら言ってこないでよ！　と腹が立つ。

でも、多分ただ話を聞いてほしかっただけなんでしょう。一緒にいて、おしゃべりしていたかっただけ。ちょっと心配かけて、気にしてほしかっただけ。いろいろ話して発散したかっただけ。問題解決は置いといて、黙って聞いてあげるだけでいい。話の内容じゃなくて、わーわーと元気にしゃべっている親を、今日も元気でよかったって微笑ましく見ていればいい。

頭に浮かんでくる自分の“考え”は置いといて、相手の気分がよくなるよう、それを一番に考えてあげよう。年を重ねれば、そんなに遠くない未来、こんなに元気ではいられなくなるだろう。いまの元気がうれしいじゃない。以前はこんなこと話してこなかった。私のこと、一人の大人として扱ってくれるようになった。それもうれしい。「お茶、入れようか」、ゆっくり話を聞きましょう。

気が乗らない

Not in the mood.

　子どもの患者さんも歯科治療をやりたくないので、しょっちゅうなんのかんのと言ってきますよね。今日はやらないとか、痛いからやらないとか、お椅子には座りたくないとか。スリッパは履かない、仰向けにはならない、ライトが眩しい、これも嫌、あれも嫌。そりゃもういろいろ。

　なんのかんのと言ったって、とにかくやりたくないわけでしょう。もちろんやる気にさせる努力は必要だけど、今日は放っておきましょうか。そんな気分のときもある。今日は歯を強くするおいしい味のジェルだけ塗って、帰してあげてもいいでしょう。今日は頑張ってお薬塗れたね、よかったよかった。気が乗らない子ども相手にあーでもないこーでもないと付き合ってヘトヘトになり、しまいに小さい子に対してブチ切れてどうすんの。

　今日の予定は置いといて、またねって手を振ってあげましょう。彼らの人生はこれから、1回くらい予定を飛ばしても、むし歯が突然大きな穴になるなんてないですよ。お互い笑顔でバイバイ、またね、また今度。

やるかやらないか

Do or do not.

休みの日にやろうと思っていることがいくつもあります。部屋の片づけ、カーテンの付け替え、靴の修理、取れたボタン付け、粗大ごみを出す、使わなくなったバックをどうしようか、網戸が一部破れてる。あー衣類の入れ替えしないと着る服がない！

せっかくの休日なのに、なんだか家のことばかりやる一日になりそう。しかもやることが多すぎて、何からやっていいのかわからない、こんなにお天気で気持ちのいい日なのに、むしろ気が滅入る。なにもかも置いといて遊びに行っちゃうと、帰ってきてからもっともっと気が滅入る。

そしたらまずは、やることをリストアップ。裁縫箱が入っている引き出し開ければ５分でできちゃうボタン付けから、どこに頼んでいいのかもわからない網戸の修理まで。解決が難しそうなら、「網戸の修理をしてくれるところを探す」、「電話をして網戸の修理をする日にちを決める」と項目を２つにわけてもいいでしょう。

そして、簡単にできることはとっととやってしまう。すぐにできることが片づいたら、今日は続けて家のことをやる日にするのか、遊びに行っちゃう日にするのか、いくつか片づけてから遊びにいくのかを決めます。

中途半端はいかんです。やるならやる。片づけするなら、遊び心は置いといて、最後までやりきる。遊ぶなら遊ぶ。家に残る未完了は置いといて、今日は遊びに行こっか！

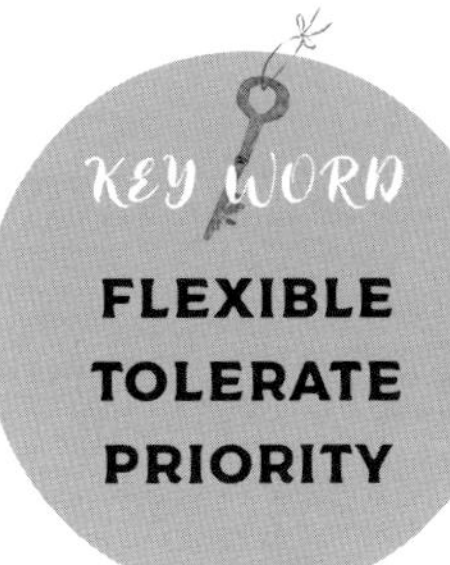

07

役に立つ

Being helpful.

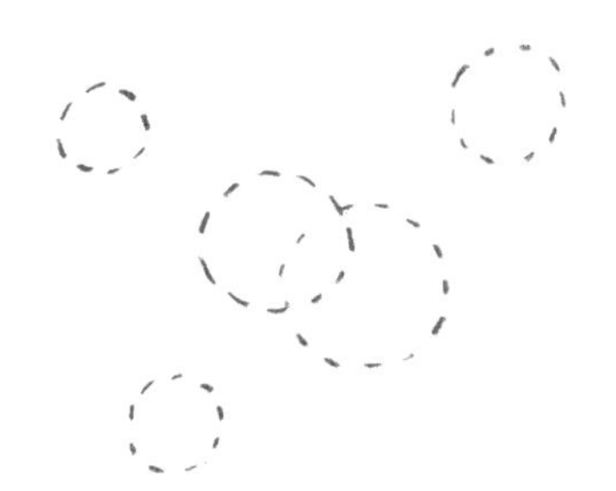

やっていることはできていることではない

Do it right!

今春卒業した歯科衛生士たちが、本格的に歯科衛生士業務を始めています。しっかり練習して実力をつけた人もいますが、ただ慣れただけの人もいる。

たとえば、インプラント埋入患者さんのメインテナンス。学生時代にインプラントについて本格的に学んではいないし、メインテナンスで何をすればいいのかもわからない。インプラントに対してプロービングをしていいのかも知らないし、そもそもX線写真をチェックしていないので、この歯がインプラントなのか天然歯なのかすらわかっていない。

とりあえず、メインテナンスというアポイントで来た患者さんなので、どうしていいかわからないからインプラントには触らず、なんとなく補綴物表面のクリーニングをする。そんなメインテナンスで、インプラントを維持できるんだろうか。

卒業したてのころは、やることなすことビクビクしながらだったけれど、何ヵ月かやってきたのでもう慣れっこ。決められた時間内に終わらせることもできてきたし、院長や先輩から注意されることも減ってきた。見た目はずいぶん上手になってきた。あたしってイケてる！　一人前の歯科衛生士になった気分。

でもね、歯科衛生士というのは、資格があるから歯科衛生士じゃなくて、歯科衛生士業務ができるから歯科衛生士。“できているふり”ができるからじゃなくて、**“正しくできる”から歯科衛生士です。**

その歯周病検査は間違っているし、そのSRPは絶対に歯石を取り残していて歯肉を傷つけている。それは歯科衛生士業務なんかじゃない。成長のあとは、はっきり見える。だとしても、まだまだ練習が要るんじゃない？

院長にお願いして時間をとってもらい、患者役になってもらって、早く人の役に立つ歯科衛生士になろうね。患者さんのお口はいろいろなことを教えてくれる教室だけど、患者さんを練習台にするのはやめよう。早く早く、役に立つ人になろうね。

幸福は香水のごとく人にかけると自分にもかかる

Happiness is a perfume you cannot pour on others without getting a few drops on yourself.

小宮山彌太郎先生と講演をしました。先生は、現在のようなインプラントを最初に作ったブローネマルク先生のもとに、1980年に留学を果たしたまさに伝説の人です。お年を重ねて声にはどっしりと張りがあり、ゆっくりと上品に言葉を選んでお話しになります。そこには信念があり、揺るぎのない自信が伝わってくる。

まだほとんどの人がインプラントを知らなかった時代から現在まで、数多くの症例を診てこられました。他院から紹介された重度のインプラント周囲炎とも何度も向き合い、治癒させてきた。根底にあるのは、「患者さんの役に立ちたい」、「医療を行う人たちの役に立ちたい」という想い。誠実を絵に描いたような人柄です。

誰に対しても嘘をつかない、ごまかさない、いい加減にやらない、騙さない。診査も診断も、器具の選択も滅菌も、もちろん手術も補綴もメインテナンスも。長くキャリアを積み重ねた先生は「インプラント界のレジェンド」と呼ばれています。先生は「レジェンドっていうのは“化石”という意味だよ」とお茶目に返してくる。

しかし、レジェンドとは、“知るべきこと”という意味です。先生のお話はまさに知るべきことでした。私が繰り出すインプラントに対する不安の数々に真っ向から答えてくださいました。こんな先生だからこそ、患者さんたちは安心して任せることができる。先生から学ぶ私たちは、安心して先生のセミナーを受けることができるのです。インプラント治療のテクニックだけでなく、人の役に立ちたいと思う、その気持ちも含めて。

親しき仲にも礼儀あり

Good manners even between good friends.

小宮山先生は、大切なのはまず挨拶をすること、返事をすること、人と人とが向き合って、当たり前のことをちゃんとやることだと話してくださいました。その数日後、私が月に２日ほど勤務している医院に行くと、見たことのないスタッフがいました。10日前に入ったスタッフのようです。私がパソコンで調べものをしていたら、印刷物を取りにすぐそばまで来ました。

挨拶のタイミングを図っていると、彼女はプリンターから出てきた紙をまとめ、そのまま黙って去っていきました。挨拶がないのはこういうことかと、自分に浮かんできた感情をしばらく味わっていました。

彼女に教育をしているスタッフは、「最近の若い子は挨拶なんてしないのが当たり前。こちらからすれば答えるけれど、自分から挨拶になんて行かないよ」と言います。「朝は寝坊するのか無断で来ないこともあるけれど、仕事を始めて最初のころはいろいろと覚えるのがたいへんだから仕方がないこと」とも言いました。そうかな、それ違うと思うな。

慈悲は示すが求めはしない

We shall show mercy, but we shall not ask for it.

小宮山先生とのセミナーが終わり、先生は私に対してとても丁寧にお礼を言ってくださいました。炎天下、参加者のみなさんと懇親会場の店に向かう道すがら、先生は歩道に落ちていた飲み物の缶を拾い上げ、自動販売機横のゴミ箱に入れました。とてもさりげなく。

こういうことをいつも当たり前にやっている。きちんとしている。できることがあれば自分からやる、いつでもそう。患者さんのためだけではなく、誰に対しても「私でよろしければ、お役に立てるなら」、そう言ってくださる。

KEY WORD

HELPFUL
CONSCIENCE
HUMBLE

08

支え合う

Supporting each other.

支える

To support.

いままでに院内セミナーや医院見学で100を超える医院を見てきました。うまくいっていない医院はすぐにわかります。ぎくしゃくしているのは、スタッフの動きや話し方ですぐわかる。“誰かのために何かをしたい”という気持ちがないと、チーム医療は成り立ちません。患者さんのためにというのなら、スタッフ間のコミュニケーションは必須です。

スタッフ間がうまくいっていないと、アドバイスもしにくいし、手伝ってもらうだなんて夢のまた夢。そんな環境で患者さんのためになんてできないです。

受付と診療室内のコミュニケーションがなければ、患者さんの誘導から、予約、会計までお待たせしまくるでしょう。院長と歯科衛生士とのコミュニケーションが悪ければ、SRPの後になって「えー！　この歯抜くんだったの？」なんてことになる。そんな状況で患者さんの信頼なんて得られません。みなさんが日々頭を悩ませているスタッフ間の人間関係、患者さんはお見通しですよ。

やってみよう

You never know till you have tried.

うまくいっている医院は、笑顔と声がけが溢れています。「それ私やっときます」、「ありがとう」、「これはどうしたらいいですか？」。スタッフ間の会話がたくさんある。

また、うまくいっているのに、とても静かな医院もあります。リクエストをする前に絶妙のタイミングでアシスタントがやってきて、流れるように準備や片づけが行われています。指示はほとんどありません。伝達はインカムかメモ書きのみ。でもとってもスムース。“プロフェッショナル”、そんな雰囲気です。

チームワークはかけ算です。手伝ってもらうと、早く終わるというだけでなく、気持ちがいい。とってもうれしい。今度は私がやってあげようって思います。他の人にもやさしくなれます。やる気にもなる。そして、やさしくしてもらった人は、他の誰かにやさしくしてあげたくなります。あなたのおもいやりは相手に足し算するだけではなく、その先にいるたくさんの人に影響を及ぼすかけ算です。

自分もいい、人もいい

Live and let live.

ある医院で、歯科衛生士の１人が体調を崩し、またもう１人の歯科衛生士はご家族が病気で、２人ともしばらくお休みすることになりました。それほど多くないスタッフたちは、話し合い、都合をつけてスケジュールを調整しました。小さな子どもをもつ歯科衛生士もいるのですが、家族や周りの人たちの協力を得て、なんとか出勤しました。みんなが当たり前のように協力し合い、２人のためにと行動しました。
　私はその話を院長先生から聞きました。先生は誇らしげに「うちのスタッフは本当にすばらしいんだよ。私はもっとスタッフを大事にしないとね」とおっしゃっていました。
　休みの２人を支えたのは、残ったスタッフだったかもしれない。でもその“支え”は、休んだ歯科衛生士だけではなく、他のスタッフたちも支えることになりました。自分に何があっても、この仲間たちは絶対に支えてくれると知った。２人が元気に復帰できるよう、できるだけのことをすることで、みんなが一つになった。そして、院長のことも支えた。院長もまたスタッフを支えようと改めて決意した。
　みんなの思いが医院全体を支えることになりました。１人の思いが周りを支える。支えられた人もまた周りを支える、お互いが支え合う。なんてステキな医院でしょう。

受けた善意を次に伝えよう

Pay it forward.

　2000年に公開された「ペイ・フォワード」という映画があります。中学校の先生が「世界をよくしようとするなら何をする？」と質問する。１人の男の子が考えたのは、自分が受けた親切を別の３人に対し親切にすることで返すというものでした。
　親切を受けた人はとても喜んだ。そして「ペイ・フォワード」の話を聞き、自分もまた別の３人に対し親切にした。そして、その親切を受けた人たちがさらにたくさんの人に親切を伝えた。自分が受けた親切にある人は喜び、ある人は人生が開き、ある人は命を救われた。

自分も誰かに親切にしたいと思った。車を大破された男性が、通りがかった男性に「困っているのかい、だったらこの車をあげるよ」と新車を提供される。「ペイ・フォワード」だよ。申し出た男性もまた、すばらしい親切を受けた人だった。

きっとそんな驚くような親切を受けたら、受けた人もまた誰かに何かをしたいって思う。した人もいい、された人ももちろんいい。そしてみんながよくなる。**もしあなたが、自分は医院のみんなから支えられていると感じているのなら、あなたも誰かを支えて。**

もし自分は支えられていないと感じているのなら、今日こそチャンス。まずあなたから支えに行きましょう。手伝ってあげましょう。あなたがそうすることで、医院の雰囲気が変わります。支えてくれないから支えないなんて、ケチすぎです。その人が嫌いだとかなんだとか、そんなのもういいよ。始めるのはいつも自分からです。

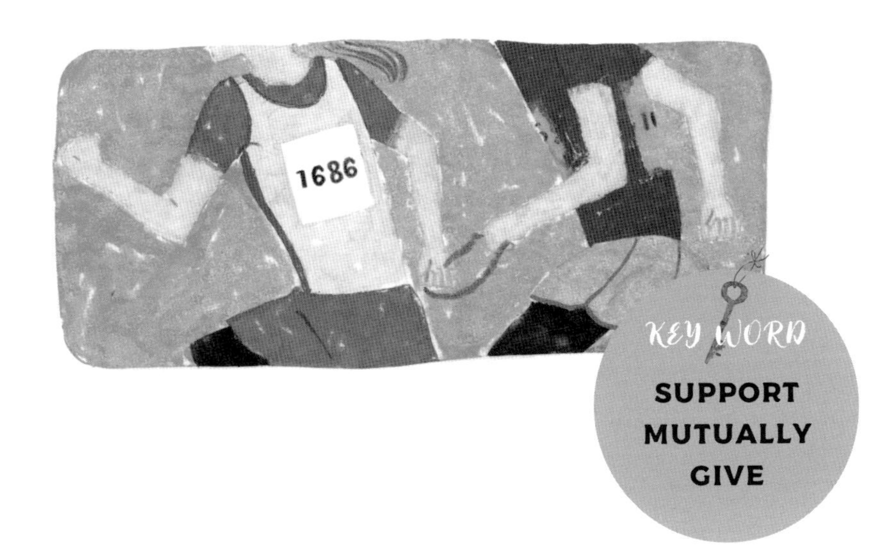

09

進化をやめた猿たち

Monkeys who stopped evolution.

わかっちゃいるけどやめられない

I know, but I can't change it.

私は臨床に携わりながら、スタッフ教育もしています。口腔内写真撮影を教えてほしいとリクエストされれば、撮影の仕方はもちろん、必要な機材についても説明します。道具が使いにくいからうまく写真が撮れないなんて、練習の甲斐がありません。妙な形の口角鉤だったり、間違った選択のミラーだと、写真に必ず口唇やミラーの端が写り込む。

使いやすい道具であれば、きれいな写真が撮れて撮影時間も短縮できます。機材購入に湯水のようにお金を使わせる気はありません。できるだけ金額を抑え、私自身でいろいろ使ってみて、使い勝手のよい道具を紹介しています。

「こっちのほうがいいかもしれない」なんて、根拠のない話はしません。「道具はこれがいいです」、「こういう撮影の仕方がいいです」、「なぜかというと……」と、きちんと理由を説明しながら実習します。歯周病検査でもSRPでも同じこと。患者さんに対する説明もそうです。

しばらくして、受講者に「やってみてどう？」と聞くと、「まだ道具を購入していなくって……」とか「まだ前のやり方でやっているんです」という返事を聞くことは、正直珍しくありません。私は「もう選択の余地はないだろう！」というくらいに話したつもりなのに、受講生も「もうこのやり方に変えるしかない！」とわかったはずなのに、“変える”のがストレスで、相変わらずのやり方で、いまひとつイケてない写真を撮り続けている。

わかっちゃいるけどやめられない。

偏見は無知の子どもである

Prejudice is the child of ignorance.

ある受講生は、私のセミナーを受講していない先輩にシステムの変更を提案したら、却下されたと話してくれました。その理由を聞きましたが、とてもじゃないけど納得のいく説明ではありません。

これも正直珍しいことではありません。後輩にわかったような口を叩かれて、ムッとしたから反対しただけかもしれない。でもほとんどは、とにかく変えるのが嫌なだけなのです。

変えないというのは、人間の防衛本能の１つだそうです。とりあえず今日まで生き延びてきた。だから、昨日と同じやり方を続けることで、明日も生き延びられる可能性が高まるという生存本能の一つです。

でも、あきらかに便利なやり方、患者さんが楽になるやり方なら、変えたっていいじゃない。大した手間でもない、経費がかかるわけでもない、むしろいいことがたくさんある。それなのに、いままでのままでそんなに困っていないから変えない。患者さんが聞いたら、なんて思うでしょう。

そういうの、あなたはないですか？

進化をやめた猿たち

Monkeys who stopped evolution.

　檻の中に10匹の猿がいて、天井からバナナが吊るされ、そこに梯子がかかっています。猿は梯子を伝ってバナナを取りに行こうとします。ところが、１匹の猿が梯子を登ろうとすると、他の猿たちに氷水が降り注ぐ仕掛けになっています。猿は氷水をかけられるのが大嫌いなので、梯子を登ろうとする猿がいると、他の猿たちが攻撃をして梯子を登らせないようにします。バナナは欲しいけど攻撃されるのは嫌なので、そのうちどの猿も梯子を登らなくなります。

　次に10匹のうち、１匹を新しい猿に換えます。当然新しい猿はバナナを見つけ、梯子を登ろうとしますが、別の猿たちにボコボコにされます。なぜボコボコにされるのかはわかりませんが、攻撃されるので梯子を登らなくなります。次にまた、最初からいた猿の１匹を新しい猿に入れ替えます。新しい猿はバナナを取りに行ってボコボコにされます。前回入れ替わった猿も、他の猿と一緒になって新参者を攻撃します。理由はわかりません。みんながそうしているので攻撃をします。

　こうやってすべての猿を入れ替えます。猿たちは、なぜ梯子を登る猿を攻撃するのかわからないのに、みんなが攻撃するので仲間に加わっている。もうすべての猿は、バナナを取りに行かない。すべての猿は、一度も氷水をかけられたことはないのに……。

　同じようなことは、医院でもよくあります。なぜこのやり方なのかは誰も知らない。やりにくいとみんなが思っている。でも、誰も変えない。そして、誰かが提案をすると、「うちの医院ではそうだから」、「前からそうしているから」、「慣れているから」、「面倒くさい」など、あり得な

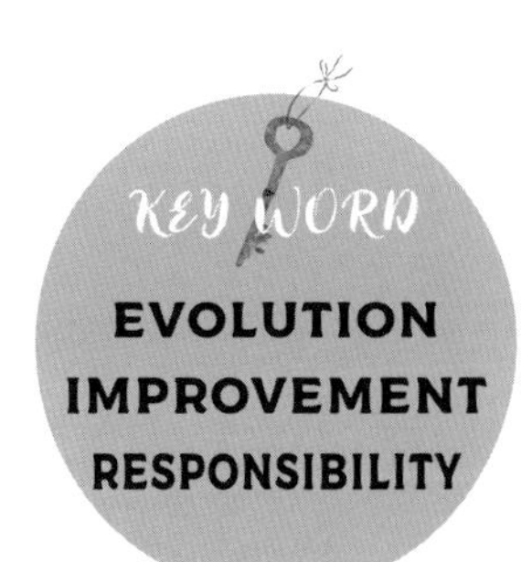

い理由をつけて却下する。**私はこれを「進化をやめた猿たち」と話します。**

恐ろしいのは、これにハマると、ありとあらゆる変化をしなくなることです。いまやっているやり方より、もっといいやり方はあるだろう。新しい器具だってどんどん開発されている。私たちは医学のすべてを知っているわけはありません。医学は世界中の研究者により常に進歩を続けています。新しい知識を得れば、変えなければならないことはたくさんある。

いままでやってきたことは、それなりに考えて選ばれたシステムでしょう。だとしても、私たちは進化を続けなければなりません。便利な道具、やりやすい方法も、慣れるまではむしろやりにくいかもしれません。でも、患者さんのために変え続けるのは、私たちの義務でもあります。

失敗から学ぶのは大切です。本当にそのやり方でいいのでしょうか。あなたは１年前より進化していますか？　進化をやめた猿たちの仲間入りなんてダメですよ。

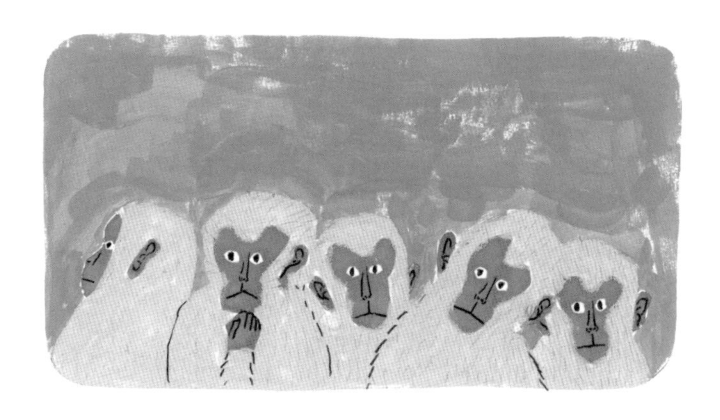

10

最高にうまくいく

It'll all work out.

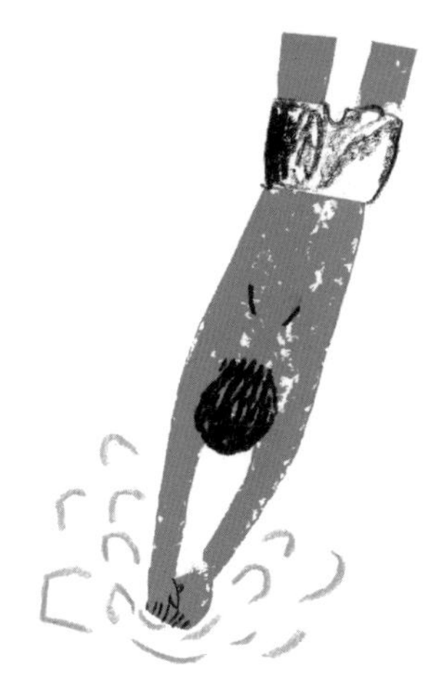

うまくいくさ

We can work it out.

　マレーシアのポンポン島へダイビングに行きました。広々ゆったりした島なのですが、アグレッシブな友人ダイバーに誘われるまま、朝の7時前から日が暮れるまで、毎日毎日潜りたおしてヘトヘト。

　いつもはだらだらプカプカ泳いでいるのですが、今回珍しくお魚探しをしてみたら、いるわいるわ、見たかったお魚が次から次へ。カメだのイカだの産卵シーンだの、プロカメラマンの知人が見たがっていた珍しい魚も大発見！　水中でわーわー大騒ぎをしていました。

「幸運の女神って私のことよ！」と豪語。確かにツキはあったけど、今回なんだかうまくいく気がしていつもは見もしない場所に、お魚探しに行ったんです。発見したのがうれしくて、それを続けてやっていた。いつもは目の前しか見てないのに、横だの下だの見てました。じっくり見てたし、辛抱強く待っていた。

　そう、うまくいくためには、ぼーっとしてたらダメ。海の中なら、ちゃんと周りを見てること、魚の習性を知ること、多少の体力をつけること。そうすればうまくいく。やることやれば、絶対うまくいく。

ばっちりなプラン
The plan will work out.

さあ、真剣に考えましょう。今日から１年間の10大ニュースはなんですか？　「えっ？　まだやってもいないのに10大ニュース？」って思うかもしれないけど、夢をかなえる方法にも、ゴール達成の方法にも鉄則がある。**「具体的であること」、「そのためにやることをはっきりさせること」、そして「やること」。**先に10大ニュースを決めてからスタートする。目標をはっきり、具体的にさせるということです。この１年間、最高にうまくいったらどうなる？　最高の１年ってどんな年？　何が起こる？

私はどうかなぁ。ステキな人たちにたくさん出会う。後輩から「和さんみたいになりたいです！」って何度も言われる１年がいい。10大ニュースはなんだろう。四国実習ツアー大盛り上がりで定期開催決定！　春の勉強会大成功！　研究発表大絶賛！　夏休みに家族旅行！　秋のダイビングツアーでジンベイザメと遭遇！

いいねいいね。すごくいい。早く準備をしなくちゃ。いつにしようか、お金貯めなきゃ、言っておかなきゃ。準備をしているから実現可能になるんです。なんとなーく、たまーに、そーいえば、いつかそのうち、きっと、そーなるといいなぁ〜なんてやってると、１年あっという間に経っちゃうもん。

いますぐやること考えて、作戦立ててすぐやりましょう。ぼーっとしてると５年や10年なんてあっという間。あと５年したら何歳？　たいしたこともなく過ぎてしまう。それでいいの？

心配はいらない

Don't worry.

仕事中もそう。失敗したらどうしようって不安になることありますよね。また怒られちゃうんじゃないかって、嫌〜な気持ちになること。あの怖〜い患者さんから、また文句言われたらどうしようとか。そんなときは、最高にうまくいったらどうだろうって想像します。いまひとつ感じの悪い患者さんのほうから、珍しく「どうも」なんて挨拶してきて、「ちょっとはきれいに磨けてる？」なんて言ってきて、「へーそーなんだ」って話を聞いてくれて、「ありがとね」と帰っていく。そうイメージしていると、あなたの態度が変わる。

いつもはビクビクとして自信がなさそう。声も小さくて聞こえない。一緒にいるとイライラする。不器用そうだし、頭も悪そう。でも、あなたが「最高にうまくいったらこうなるだろう」って考えてると、あなたもいきなり笑顔。患者さんは「へー今日はなんだかいい感じだな」って思う。だから患者さんも軽く会釈。今日はあなたがちょっと大きな声で話す。自信もありそう。すると患者さんはあなたの話を聞く気になる。聞いてみたら、案外いいこと言っている。「そうなんだ、もっと早く聞いときゃよかった」なんて思う。それで最後に「ありがとね」とお礼を言ってみた。

あなたが“失敗したらどうしよう”じゃなくて、“うまくいったらどうなるだろう”って考えてると、少し緊張が解けて、背筋が伸びて、声も大きくなって落ち着きます。だから間違いが減る、失敗も減る。

一年の計は元旦にあり

New year’s day is the key of the year.

一年の計は元旦にあり。今日が何日でも構いません。いまから１年の計画を立てましょう。最高にうまくいく１年の、今日がスタートです。間違いないです。だって、いまから10大ニュースを考えて、この１年で何を成し遂げるのかはっきりさせるんですから。そのために動き出すのだから、よい年になるのは間違いない。

計画を立てるのは１月１日だけなんて、１年365日もあるのに動き出す日がたった１日しかないなんてもったいない。**「よし始めよう」と思った“今日”が、最高にうまくいく１年のスタート。**そう絶対うまくいく。今日があなたの元旦だから。

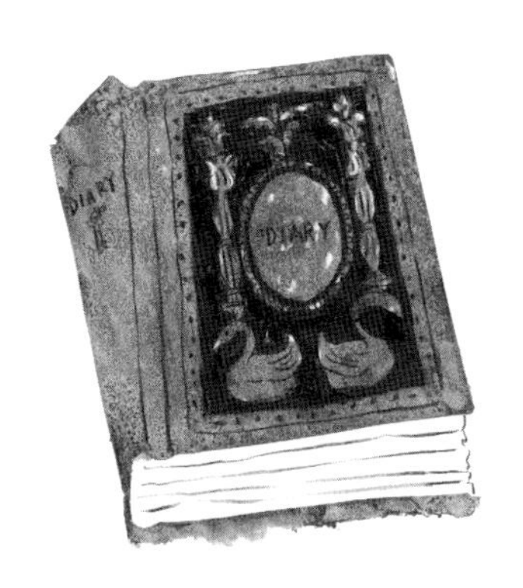

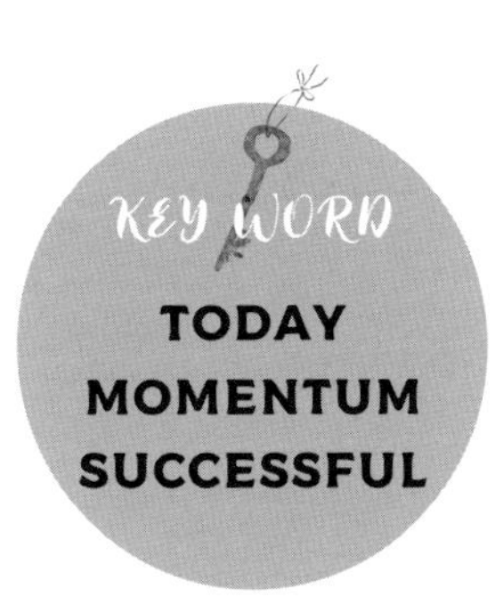

11

すぐやる
Do it right now.

やらなきゃできない
One cannot make an omelette without breaking eggs.

てきぱきしている人には共通点があります。それは「すぐやる」ということです。何でも、「よい」と思ったらすぐやります。ぐじゃぐじゃ言い訳せずにすぐやります。

てきぱきしていない人の共通点は、真っ先にできない理由を考えることです。“だって”、“でも”、“私にはできない”、“暇がない”、“めんどくさい”。そんなこと言い続けていたら何もできません。

できるかどうかなんてやってみなくちゃわからない。やってないのにわかったら超能力者です。そして、やり始めなくちゃ一生できません。当たり前です。なんのかんの言う前にまずやってみましょう。

やってみてうまくいかないのなら、どうすればできるか、その時点で考えればいいのです。やってみて、どうしてもできなければ、やめればいいのです。でも、よいと思ったことはきっとできます。やったほうがいいことは、やらなくちゃダメです。

千里の道も一歩から

The longest journey begins with a single step.

最初から大風呂敷を広げると後がたいへんです。できなかったときにダメージが大きい。ですから、不安に思ったら少しずつやってみましょう。新しい器具を１セット買い込む前に、使っている人に聞いてみましょう。借りて使ってみましょう。やらせてもらいに行きましょう。

とりあえず、自分でやってみて、うまくいきそうなら医院全員でやり始めましょう。いまのスタッフでやってみて、うまくいきそうならスタッフを増やすことを提案してみるのもよいでしょう。

患者さん全員にやるのがたいへんそうなら、まずは新患さんだけにとか、むし歯の多い子どもだけにとか、対象者の条件を絞ってやってみてはどうでしょうか。

分厚い本を前にして尻込みしているあなた、毎日10ページずつ読みましょう。無理して始めて挫折するよりも、気楽にできるところから始めましょう。それでも、やるとやらないとじゃ大違い。少しずつでもやっていれば、いつかできるようになります。

人はやり始めるとノッてきます。これを作業興奮といいます。やっているうちに楽しくなる、やっているうちにやる気になる。まずはできることから始めましょう。おもしろそうなことから、とりあえず始めてしまえばいいんです。

急がば回れ

More haste, less speed.

仕事が遅い人は余計なことをやります。「それ悩むトコじゃないだろ」、

「それはいまやらなくていいでしょ」、「それは全部まとめて持っていけばいいのに」。何をすべきかを考えず、目の前のことをただこなしてしまう。ちょっと待って！　いまやるべきことはなんですか？　どうすれば合理的に仕事ができますか？　一度止まって、考えてから動きましょう。

　また、仕事が遅い人は、使いにくい物を使い続けます。引き出しに散らばるさまざまなキュレット。カラーテープで目印をつけ、トレーを買ってきて整理しましょう。サイズが合わない物入れに壊れた箱。そんなの100円ショップで買ってくればいいじゃないですか。いますぐ買いに行きましょう。いいのがなければ厚紙で作ればいいでしょう。なかなかいいのがなくてねぇ、という状態を放っておくのは、探していないのと同じです。いいのが見つかるまで、手製の箱で急場を凌いでおきましょう。

　シャープニングをするのに、ストーンとオイルとテストスティックがバラバラに置いてあるなんてことはないですか？　まとめて置ける場所を探しましょう。よく使うものが棚の上のほうに置かれていませんか？要らない物が置きっぱなしになっていて、よく使うものを取り出すのに邪魔していませんか？　壊れているものを使い続けるのをエコとはいいません。邪魔なものはすぐに捨て、合理的に仕事ができる環境を作りましょう。

整理整頓

A place for everything, and everything in its place.

「机の上がきれいな人ほど仕事ができる」といいます。頭のなかも整理整頓できているということです。第一余計な動きをしなくて済みます。何かをするのに、いちいち物を探すのは時間の無駄です。あるべき物があるべき所にあるっていいですよね。

みなさんも「あれ、どこいったのかな」、「なくなったら、最後に使った人が注文してよ」、「使ったら元の場所に片づけなさい」など思った経験があるでしょう。こういうことがストレスになるのです。

そんなことしていて、てきぱきもなにもありゃしません。てきぱきの基本は、整理整頓です。さ、すぐやる！

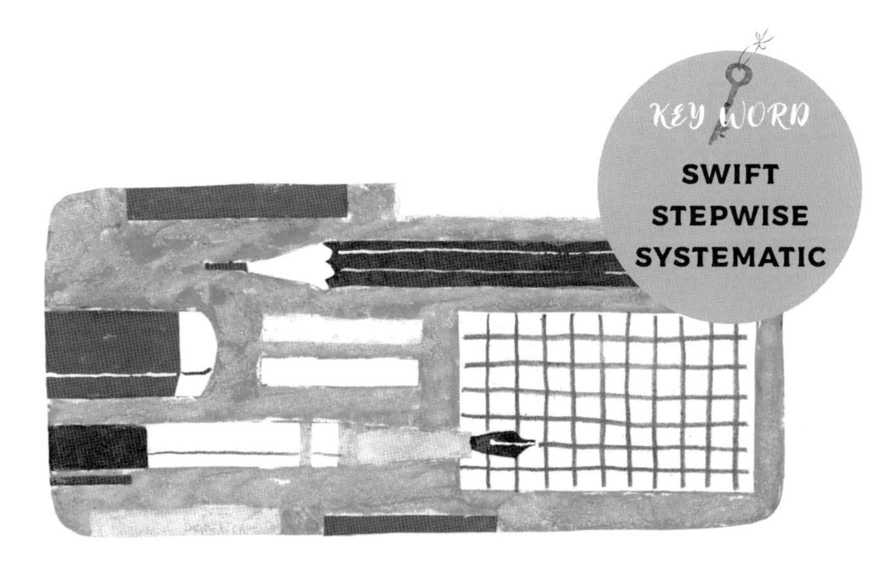

12

いいですか！
Listen!

ものは試し
You never know what you can do till you try.

「いい人紹介してくださいよ」とよく言われます。顔が広くて面倒見がいいと思われているからでしょう。いいですよ、独身女子も独身男子も知り合いいますから。

でも「こういう人はどうですか？」と紹介すると、たいてい四の五の言われます。自分はそういう趣味がないんですけど、アクティブな人は苦手なんですけどと、さまざま。

また、紹介しようと選んだ相手もそうです。「誰かいないって言われたんだけど会ってみない？」と聞くとたいてい（ほとんどまたは確実に）四の五の言います。そんな人に自分はふさわしくないですよとか、いまはそんな気持ちじゃないですから、などなど、こちらもごもっともな理由が並びます。なるほど、だから相手がいないのね。

いいですか！　そもそも美人で気立てがよく、なんなら財産もたっぷり、なんてお姫様は残らないわけ。かっこよくってやさしくて、さらに行動力がある王子様にとっくの昔にもっていかれちゃってるからね。もしもあなたがお姫様なら、そのまま待っていればいいでしょう。ガラスの靴を、サイズ20〜30㎝まで取り揃えた王子様があなたの家のあたりをうろつくころです。

でも、もしあなたがそうじゃないというのなら、あなたのところに来るのは、王子様じゃなくって、いわゆる「なかなかいい人」なんじゃないのかな。出会った瞬間“ビビッときた！”という物語はないわけじゃないけれど、実際あんまり聞かないです。初めて出会ったときは興味なかったけど、話しているうちに趣味が合うとか一緒にいて居心地がいいなって思って、付き合っていたらいつの間にか結婚しようって話になった、というのがほとんどです。

会ってみなくちゃわからない、話してみなくちゃわからない、一緒の時間を過ごしてみなくちゃわからない。**人と人との関係って、出会ってすぐにわかるような、そんなに簡単なもんじゃないですから。**

好機逸するべからず

Make hay while the sun shines.

世界の人口は77億人。日本の総人口だって１億2,600万人を超えています。そのなかで20～30代の男性に限っても1,300万人ですよ。いいですか！　そのなかにはあなたにぴったりな人は確実にいるでしょう。

でも、その人に出会える確率はどのくらい？　あなたが交際範囲も広く、アクティブでいろいろな趣味をもち、出かけ、話しかけ、親しくなり、多くの仲間がいるのならチャンスは無限。でも、もしそうでないというのなら、あなたが出会えるのは、ごく一握りの人だけです。いつまで売り手市場だと思ってる？

七転び八起き

If at first you don’t succeed, try, try again.

そもそも今年に入って新しく出会った人はどのくらい？　自分はまだ若いからそんな必要はないと思ったあなた、いいですか！　ぶどう狩りに行ったとします。まだ時期が始まってすぐのぶどう畑には、美味しそうな果実がたわわに実っています。さて質問です。あなたはどんなぶどうから食べますか？

一番美味しそうなのから穫るでしょう。みんなそうです。だから美味しいのからなくなるんです。これから熟れてくるのもあるでしょう。するとまた、一番美味しそうなのから摘まれていくわけです。「時期が過ぎる」ということの意味を、早いうちに考えておくべきです。季節もそろそろ終わりに近づき、茶色く変色した葉陰にだらんと下がる張りのないぶどう。そんなことにならないうちに。

蒔いてない種は生えない

You must sow before you can reap.

相手を紹介してくれようとするおせっかいはそう多くないです。せっかくの申し出にいちゃもんつけてたら、紹介なんてしてくれなくなる。いまあるせっかくのチャンスと、これからのチャンスを棒に振るということです。

また、すでにパートナーがいる人も、結婚相手に限らず、人生を豊かにしてくれるのはいつだって“人”です。いつも見慣れた顔ぶれじゃ、いつもと同じ毎日です。食わず嫌いしてないで、外に出て、たくさんの人に会い、話しかけ、話を聞いてみる。先輩や院長に勧められたセミナーに行ってみる。

“新鮮な出会い”はあなたに養分を吹き込みます。知らないものを、やる気になんてならないもん。やってみれば、やる気は後からついてくるって。いいですか！

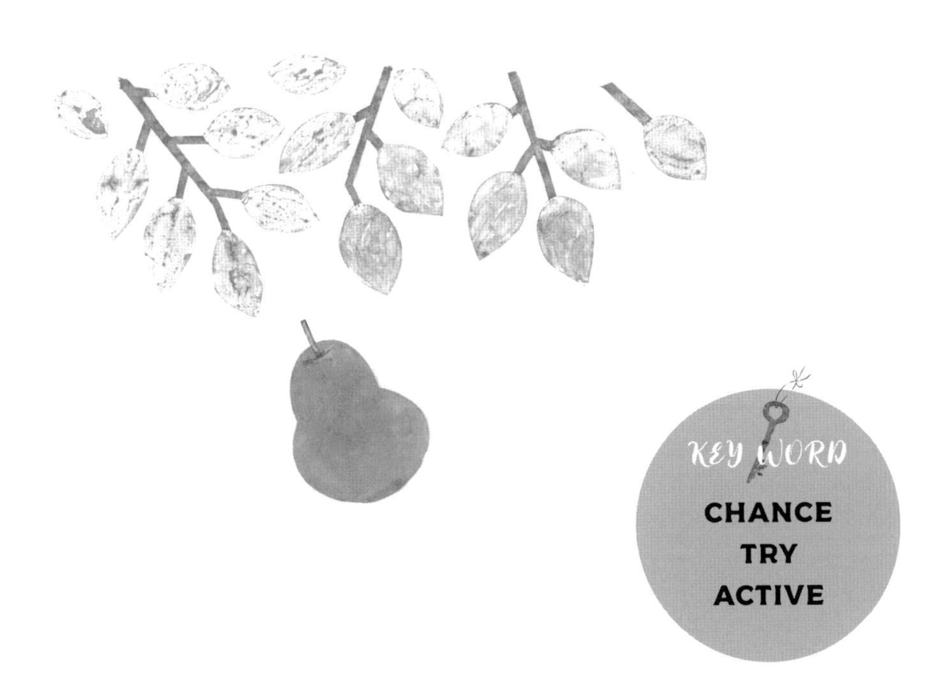

13

恋せよ乙女

Life is brief, fall in love, girls.

遅かりし

After death, the doctor.

2015年国勢調査によると30〜34歳女性の未婚率は34.5%ですが、年々高くなっているそうです。もてはやされる「アラフォー女性」が初婚で結婚する率は5%未満。そこのあなた、余裕ぶっこいている暇はないってことです。

そういえば未婚の友人は、一人や二人ではありません。でも、結婚していない友人のほとんどが結婚したいといいます。結婚したくないから結婚しないのではなく、相手がいないのだと。

いつも思うのですが、結婚していないけれど結婚したいと思っている友人のほぼ半数が男で半数が女です。統計的にも30代前半独身男性はなんと47.1%。半分よ半分。だったらそこで決めちゃえばいいじゃないかって思い、そんな友人や後輩を集めて合コンを仕切ったことがあります。なかなか愛らしい料理上手とか、黒髪がすてきなスクーバダイバーとか、カッコイイとはいわないまでもワインに詳しくてなかなかの企業に勤めている六大学出の男とか。私が選んだ友人だから性格だって悪くはない。

でも、合コンが終わっても、なかなか次に繋げない。「いい人なんだけどね」とか「いちおう声はかけたんだけど」とか、ずいぶんと消極的なのです。売るほうも買うほうも消極的。

そんな彼らに、「社内に誰かいい人いないの？」なんて聞くと、みなさん“お前は頭がおかしいのか”と言わんばかりにブンブンブンブン首を振って「ウチの会社はぜぇんぜんそういう人いないのよぉ！」と答える。本当にそうなのかな。だって1,000人いる会社で、あなたの他には妙なのばっかりなんてあるわけない。みんな査定が厳しいんですよ、人に対して。

若気の至り

Blame it on my youth.

小児の患者さんが来院のたびにプラークをつけてくると怒っているスタッフがいます。何度言っても聞かないんだから！　親は何をしているんだか！　躾がなってない！　なんてぼやいている。

じゃあ聞くけど、あなたは小さいころから親の言うことをきちんと聞く子だった？　毎日きちんと寝る前には歯磨きをしてた？　ジュースは飲んじゃダメというお母さんの言葉に笑顔で「はい」って言ってたの？　お医者さんで「注射はいやだぁ〜！」と泣き叫んだことなんて絶対にない？

すみません、私はあります。もちろんだからといって、大人になって歯科衛生士になったあなたが、小児の患者さんがむし歯になっていくのを、好きにしなさいと放っておいていいってわけではないけれど、子どもですもの、そういうものですよね。

泣き叫ぶその子は、親の言うことを聞かず、ダラダラお菓子を食べて、歯磨きを嫌がって、本当はそうでもないのに「歯磨き粉きらーい」なんてダダをこねていたからむし歯になったわけですが、でも注射をして歯を削られるのはみんな嫌なはず。本当に怖いから「嫌だぁ！」って泣いちゃうんだよね。

子どもだけじゃないです。何度言ってもやってくれない、やらない大人もたくさんいます。無断キャンセル、痛くならないと来ない。そんな人に対して、もうちょっとやさしくしてあげましょう。そういうのあるよなって、受け入れてあげましょう。

あなただってそうです。毎日30品目の野菜を摂るとか、洗顔は蒸しタオルを載せて、パッティングは100回とか、毎日実行するのは難しいことあるよね。そんな人の弱さをわかってあげてこそ、患者さんもあなたのやさしさに触れ、「やっぱりちゃんとしよう」って思うのです。子どもだって「もうちょっと頑張ってみよう」って思うのです。善いと思うことだけを、毎日やっているわけじゃないです。患者さんもあなたも。

愛だよ愛

All you need is love.

彼氏と付き合うとか、ましてや結婚するということは、相手に合わせるということです。自分を曲げて相手に合わせたり、相手のやり方をそうじゃないと思っても許してあげることです。そうしているからこそ、「二人の関係」は継続されるわけです。でないと続きません。

あなたがもの足りないと思う近くの男性とも、付き合ってみてください。彼氏がいるなら、その彼がやりたいことを認めてあげましょう。一日一緒に過ごしたなかで、一番楽しかったことを伝えましょう。楽しいことなんて一つもなかったというのなら、とっとと別れることを考えたほうがいいかもしれません。そして、近くにいる一番人のよさそうな人に声をかけましょう。

あなただって完璧じゃない。そんな二人がお互いを許し合い、よいところを引き出し合い、思いやりをもって接すれば「いい人なんだけどな」ってくらいの人でもきっとうまくいきます。そうやって一緒にいるひとときは、ほっこりと幸せなものになります。

相手を許すということは、自分を許すということです。そんないまひとつの相手を許す。相手を許す自分を愛す。あなたがその視野をちょっとだけ広げれば、いまいちな人はいなくなり、なかなかの人がいっぱいになるのです。命短し恋せよ乙女。

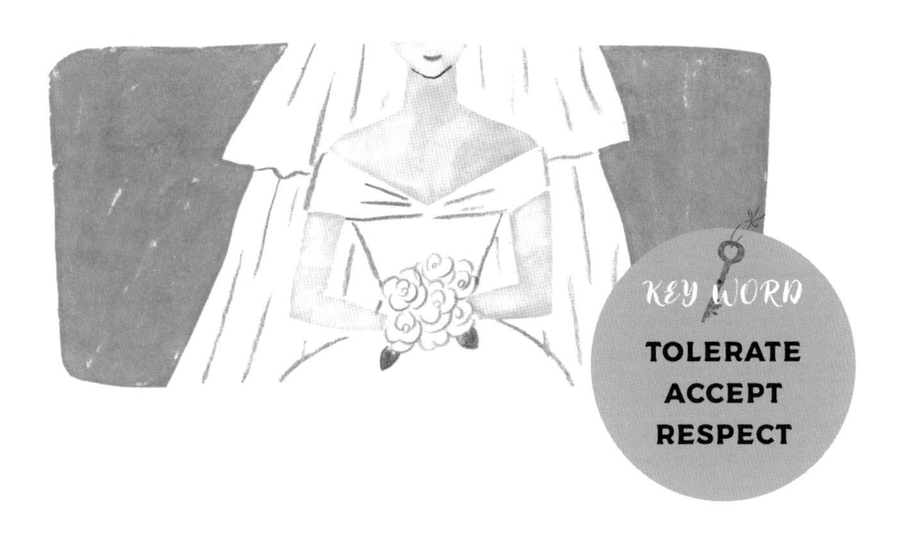

14

女心を学ぶ

How to understand a woman's mind.

真実はこうです
The truth is....

　女性ってよくおしゃべりしますよね。そのなかで学ぶことがたくさんあります。「○○さんってこうよね」とフィードバックも多いです。彼氏との付き合いについても、たくさんのアドバイスをもらいます。ですから、女性は自分を知る機会が多い。

　それにひきかえ、男性はあまりおしゃべりをしない。「お前ってこうだよな」と言われるチャンスが女性と比べて極端に少ないので、自分はこういう人間だ、女性はこうすると喜ぶのだということを知らない人が多いです。情報量の違いでもあります。男性のおしゃべりは人ではなく「もの」や「こと」についてです。スポーツ、仕事、車、パソコン、機械。ねっ、思い当たりませんか？

単純
Simple.

　もともと女と男は役割も構造も違うわけですから、考え方が違うのは当たり前です。自分がやられても平気なので、女性にもやるといった大勘違い男性が多いのは、残念ながら仕方のないことです。

メスは一番大きくて強いオスを選ばなくてはなりません。オスはメスに選ばれるためにより目立つ必要があります。派手にすれば外敵に見つかりやすくなるのですが、命を賭けてもメスをゲットする必要があるのです。かわいそうに……。

オスは単純である必要があります。物事を深く考えている場合じゃないのです。勇気と体力、一瞬の判断力がモノをいいます。これはオスのすぐれた点です。そして困った点でもあります。単純。そう、かなり単純なのです。

男性は女性の1/9しか感じていないというデータがあるそうです。なるほど、それでか。男性のバレバレな言い訳に、あきれそっくり返って「はあぁぁぁ !?」と叫んだまま椅子から落ちそうになった経験はありませんか？　それに引き換え、これはさすがにバレるだろうと思った失敗を、あっさりごまかせた経験もありますよね。

そう、男性はあんまり考えていないみたいなんです。確かにちょっとは考えています。あなたの執拗な攻撃に「君のこと考えているよ！」とも言います。でもまあそんなには考えてはいないので、イライラ、はらはら、ドキドキ、くよくよする必要はないです。「なんでちゃんと考えてくれないの！」と怒る必要もありません。「そんなには考えてないしな」、「男はみんなそうだしな」と思って接していれば大丈夫です。

ご一緒に

Shall we dance?

女と男の一番の違いは、女性は「一緒」ということを大事にする生き物であるということ。抜きん出る、他の人とは違うというのは男性的。

では、なぜ女性はおしゃべりをするのでしょうか。集まりたがるのは女の習性。おしゃべりも同じ場所で同じであることを確認するための手段なのです。その証拠に、おば様方の会話を聞いてみてください。驚くほどに咬み合っていません。Ａさんが息子の話をする。Ｂさんが娘の話をする。それを聞いたＡさんはＢさんの娘の話をすると思いきや、自分の息子の話をする。それを聞いたＢさんは当然自分の娘の話をします。２冊の異なった台本を、交互に読み合わせるようなものですが、何の問題もありません。話の内容ではないのです。キャッチボールのように、会話が続いているというのが重要なのです。一緒であるということが大切なのです。

もう一つ、女性が大事にするものは「感じ」です。話の内容や言葉よりも「感じ」を大事にします。女性の言っていることがわからないという男性がいますが、それは言葉を聞くからなんです。いつ誰と、どこで、どうしたといったディテールにこだわらずに聞く必要があります。「なんか楽しかったんだな」とか「なにかイライラしているんだな」と話を聞きましょう。鳥のように、空から眺めるように話を聞くのです。一つ一つの文章ではなく、全体を見渡すように聞きます。

しかし、「感じ」に敏感な女性は、話を聞かれていないことを察知してしまいます。空を飛びつつ、獲物を狙うカモメのように、しっかりと話を聞きましょう。頻繁に相づちを打つことを忘れずに。聞かれている「感じ」が大事なのです。無理して話に参加する必要はありません。うまい聞き手であればそれでよいのです。何を話してよいのかわからないという方にはうってつけです。それでいいのです。

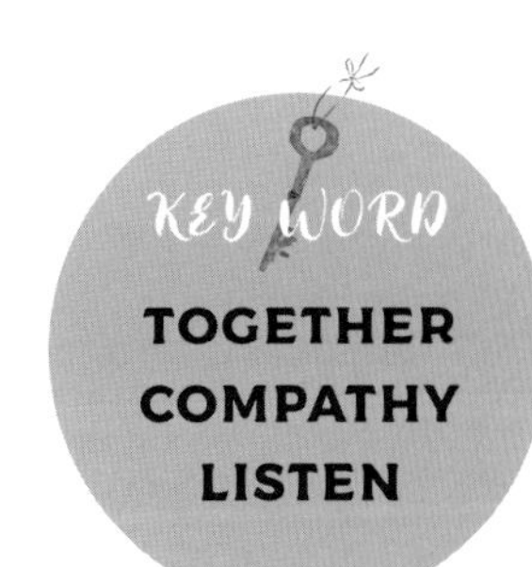

しらけさせるヤツ

Wet blanket.

しかし、こういったことを理解できない男性は多い。「さっき言っていたことと違うじゃないか」とごもっともなつっこみを入れたり、「要は……」なんてまとめる人です。男性方、やってみてください。あっさり嫌われます。

話の最中、彼女のためにと忠告するようなこともやめたほうがよいでしょう。不用意に自分の考えなど披露してはなりません。目の前の彼女は、しゃべりたいのです。何かを伝えたいのではなく、問題解決への糸口を探しているのでもなく、アドバイスが欲しいわけでもない。しゃべりたいのです。気持ちよくしゃべらせてあげてください。

注意事項

Warning!

最近弱い男性が増えています。どうもやさしさと弱さをはき違えているようです。しかし、女性は男性に守られたいと思っています。とてもじゃないがそうは思えないような暴言を吐いていますが、実は守られたいと思っています。ですから、男性の自信のなさそうな発言にはガッカリなのです。

時には決断力をみせて、自信のなさを感じさせず、「どうせ」といったネガティブワードを使わず、たまには女性を弱いモノ扱いしてください。荷物を持ってあげる、「細いね」とか「頼りにしていいよ」って言ってあげてください。

15

励ます

Encourage.

きっかけ
Occasion.

先日あるセミナーで隣の席にいらした方が偶然このコーナーの愛読者で、「あのコーナー大好きなんです。何度励まされたことか、読んでいて本当にそうだよなぁーってよく思うんです」と言ってくださいました。

私はその言葉を聞いてとっても励まされました。何度も書き直したり悩んだりとたいへんなこともあるのですが、読んだ人がもっとごきげんになるヒントをたくさんあげようって改めて思いました。

そして、自分も誰かを励ましたくなりました。とってもイー感じになれたからです。自分がごきげんになったので「あ、これ書こう」と思ったわけです。励ますのもすごくいいし、励まされるのもすごくいい。どっちもごきげん。

慈愛はわが家から
Charity begins at home.

どんなときに人は励まされるのでしょうか。

「あれよかったよ」、「頑張ったね」……やったことを評価されたとき

「最近どう？」、「うまくいってる？」……自分のことを気にかけてく

れると感じたとき
「言ってごらんよ」……話を聞いてくれたとき
「手伝おうか？」、「応援してるよ」……一人じゃないって思ったとき
「そうだよね、わかるわかる」、「あるあるそういうの」……共感してくれたとき
「だいじょうぶだよ」、「絶対できる」……元気づけられたとき
「あなた以上にできる人なんていないじゃない」……信頼されていると感じたとき
「ま、ご飯でも食べに行こうよ」……気分転換に付き合ってくれたとき
「なに言ってんのよ」、「楽勝楽勝」……笑い飛ばしてくれたとき
一番励まされるのは、自分がうまくいっていないときでしょう。そんなときの励ましは、砂漠にオアシス、女神の微笑み、本当に救われますよね。もちろん、手伝ってくれるのもうれしいですが、気持ちのこもった言葉がけでもずいぶんと励まされるものです。
あなたの周りにいませんか？　疲れている人、抱え込んでいる人、うまくいっていない人。ポンポンと肩に手を置いて、言葉をかけてあげましょう。「大丈夫だよ」って。

愛がある職場は仕事がしやすい
Labour is light where love does pay.

励ますときはアイメッセージが効果的。アイというのは“Ｉ”、つまり私のことです。私はどうなのかを伝えます。“私は”あなたのおかげで仕事がやりやすい。“私は”あなたを見ていて、もっと頑張ろうと思う。「何度励まされたことか」、これもアイメッセージです。

それに対し、Youメッセージがあります。あなたはこうだというメッセージです。あなたは役に立っています、あなたは頑張っています、あなたは励ましています、などなど。これは相手が「そんなことない」と思ってしまうと終わりです。とくに落ち込んでいる人の自己評価は低い。褒め言葉をむしろプレッシャーと受け取り、辛くなることもあります。

でも、アイメッセージは、“私はこうだ”ということなので、相手は反論できません。あなたがどう考えようと、私はそう思っているわけですから。私がどう思うかだけでなく、“あなた”が“私”にどんな影響を与えているのかを伝えると、さらにインパクトが強まります。

「いつも仕事が速いなーって思う。片づけのときなんかすごく助かってるよ」。このように影響を加えることで、よりリアルになりますし、感謝の気持ちが伝わってより励まされます。

また、大失敗をした人を励ますときは、It'sメッセージも有効です。一般論やことわざなどがこれです。「仕事なんだから楽しいことばかりじゃないよ」、「失敗は成功のもと」と、みんなそうだ、あなただけじゃないと伝えます。ことわざは長い歴史のなかでみんながそうだと思ったからこそ残っている言葉です。そんなバカなという言葉は残りません。いくつか覚えておきましょう。

ことわざなんて古くさいと思ったあなた、それがいいんです。少し現実から離れる感じです。テンパっちゃっている人は、問題が自分から少し離れたように感じるでしょう。「そういうもんかもしれないね」って。

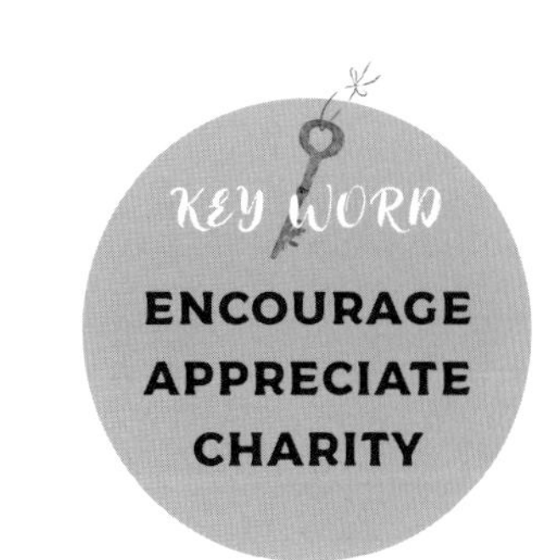

まさかの友こそ真の友

A friend in need is a friend indeed.

励ましは落ち込んでいる人のためだけにあるわけではありません。うまくいっている人は頑張っている人、努力を惜しまない人です。優秀なのは、寝る間を惜しんで勉強しているからかもしれません。うまくいっているように見えるだけに励まされる機会は少ないですから、あの人には必要ないなんて思わず、声をかけてあげましょう。

「先輩っていつも私たちのことを気にかけてくれますよね。先輩がいなかったら本当に私へなちょこ歯科衛生士でした。先輩に会えて本当によかった。ありがとうございます」

あなたの言葉でもっと頑張ろう、もっとやさしくしよう、もっと応援してあげようって思います。**あなたの一言が人を幸せにするのです。**あなたはそれができる人です、絶対そうです。

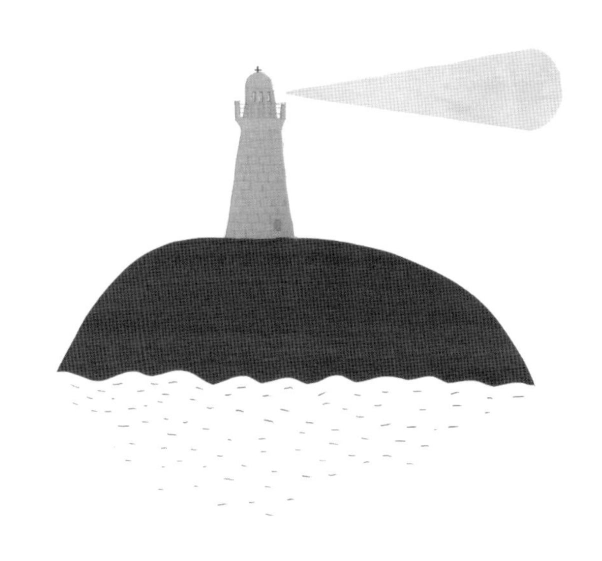

16

褒める
Praise.

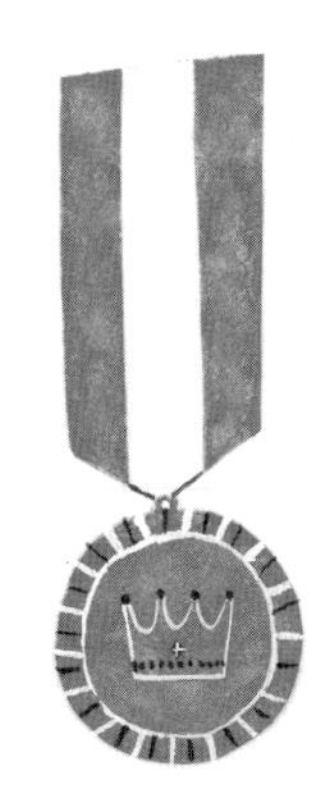

いい！
Good!

いきなりですが、私は大人の患者さんをあまり褒めません。患者さんって「いつも怒られるから今日は磨いてきた」って言いますよね。でも私たち、プラークコントロールが悪いからって患者さんを怒らない。「こらぁ！　プラーク残ってるじゃないの、どーしてくれんだ！」とは言わない。だけど患者さんは、私たちから“怒られてる”と感じる。怒られないように磨く、褒められるから頑張る。

そうじゃなくて、自分の健康を維持するため、自分から磨こうって思ってほしい。だから、患者さんの感情をコントロールするような、怒るとか叱るとか褒めるとか、そういうことを最初はしないようにしています。

また、普通目上の人や年上の人に、「えらいね」とか「よくやってるね」なんて言わない。褒めるというのは、上の人が下の人に向かって言うことがほとんど。褒められているということが、必ずしもいい感じとは限らない。だから、「前回よりもきれいにブラシが当たっていますよ」と事実は伝えますが、上から目線の言い方をしないように気をつけています。

まずは、患者さん自身に磨く理由をはっきり認識してもらいます。私たちはその理由を引き出す。「どうなりたいですか？」と質問する。患者さんが「自分はこうなりたいからきちんと磨くんだ」とはっきり認識されたら、頑張っていること、遅れずきちんと通っていること、その甲斐あって、歯肉が治ってきていることなどをしっかり伝えるようにします。

とってもいい！

Marvelous!

小さい子どもはそりゃもう褒めます。なんでも褒めちゃう。褒めちぎっちゃう。

「お靴がかわいい！」、「お洋服がとっても似合ってる」

ピンクがいい！　緑もいいし、黄色もいい！　髪の毛がサラサラで、お手手がぷにぷに。ほっぺがぽよぽよ！　ゴロンと横になれたら「なんてえらいのかしら！」。お口が開いたらもう、しばらくそのことだけを褒め倒しています。なかなか口の中を診るまで行き着かない。かまわず褒めまくります。

小さな子どもはとても不安。自分もそうだったよね。「痛くないから」って言われたけど、そんなたわごと信じなかったもんね。だから、言葉じゃなくて、安心な“感じ”を伝えたい。そのために“褒める”は、とっても大切な言葉がけ。この人大丈夫そうって思ってもらう、この人好きかもって思ってもらう。そのために褒めまくるんです。

すごくいい！
Brilliant!

医院見学に行ったとき、歯科に携わって40年近くになるステキな歯科衛生士さんが「まあ、きれいに磨いてるわねぇ」、「見てよこのカルテ、もう20年も通ってるのよね、すごいわぁ」、「こんなとこよく歯ブラシを届かせるわねぇ」と患者さんに言っていました。

褒めるというより、自分の気持ちを言葉にしている。その驚き、尊敬、感動、とても心がこもっていました。患者さんはうれしそう。また頑張ろうと思ったことでしょう。

褒めるというのは、立場や年齢が上ならば失礼にならない。そうでなければ、自分の気持ちを伝えるといい。言葉だけじゃなくって、感動したその気持ちを乗せて、伝えてあげるといいです。「すごーくきれいですね！」、「わぁ、何年も変わりがないですね！」、「とってもよくなりましたね！」と。

めっちゃいい！
Excellent!

セミナーの準備中、私はいろいろあって落ち込んでいました。それを知ったある先生が電話をくれました。

「いいかい、君のプレゼンは私のプレゼンの10倍はいい。それに君の話は私の100倍はいい。でもね、みんなは君の話を聞きたいんじゃない。君がそこにいればもういいんだよ。話さなくてもいい。君を見ているだけでいい。君はカリスマ。みんなを動かす人。本当にすごい。みんな君に影響を受けている。みんな君のことが大好きなんだ。そんなことができる歯科衛生士なんて日本中探しても君しかいない。君は特別」
　そんなふうに、もう後から後からたたみかけるように言ってくださる。そんなことないし、それほどじゃないし、そんなわけないし……。
　でも、しばらくそうやって降り注ぐように言葉をかけられていたら、悩みなんてもうどうでもよくなってきた。笑えてきた、そして泣けてきた。なんだかわからないけど、もういいやって思えてきました。
　先生が私を心から心配してくれていること、私を元気づけたいと思っていること、私のこといい歯科衛生士だって思ってくれていることが伝わってきた。言葉ではなく愛情が伝わってきました。本当にうれしい。
「ありがとう、頑張ります」って答えました。

えらくいい！

Fantastic!

「すごいね」、「やるね」、「さすがだね」って伝えると、相手を元気にすることができる。勇気づけることができる、やる気にすることができる、安心させることができる。
　だから、迷わず患者さんに言ってあげて。他のスタッフにも、家族にも、たまには先生にも言ってあげて。本当にあなたはすごい。すごくいい、とってもいい。ここがいい、ものすごくいい。そんなあなたに会えてよかった。うれしい、ありがとう。あなたは最高。そのままでいい。

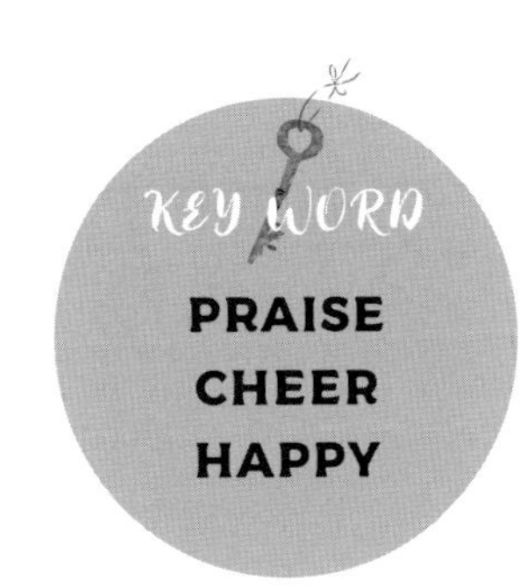

17

大好き
Deep in love.

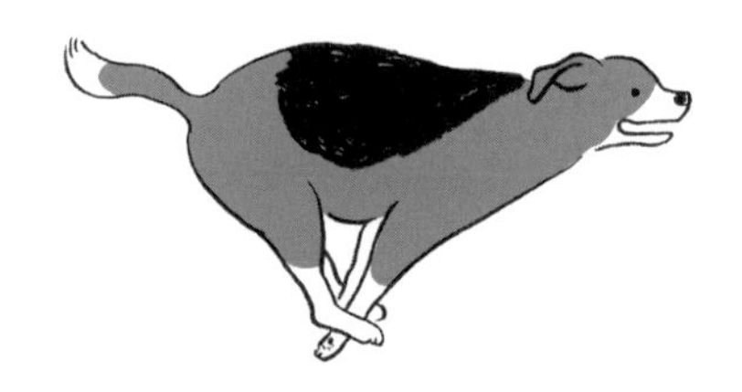

タデ食う虫も好きずき
There is no accounting for tastes.

最初にお断りしときますが、ちょっとのろけ風です。

私には40年近くつき合っているダンナが１人いますがいい人です。多々多々多々多々問題はありますが、とてもやさしくっておもしろいです。一番すごいと思うのは、テレビを見ながらしょっちゅう大笑いするところです。１人でぎゃはははははと大笑いします。ドン引きするくらいに笑います。幸せそうだなぁって思います。うらやましい。この程度のたいしたことないおもしろさで、こんなに大笑いできるなら、さぞや人生楽しいだろうと思います。

また、恐ろしくバカげた言い訳をします。これやってと頼んだのに（命令したのに）、「はーい」と空返事をしてポチッとテレビをつける。「テレビ見てないで頼んだこと先にやってよ」と言うと、「いまやろうと思ったのに」と言います。あのですね、あなたがいまやろうとしたのは、誰がどう見ても“テレビを見ようとした”でしょ。あなたいま、なう、NOW、テレビつけましたよね。そこで私は「テレビを見ようとしたわけじゃなくって？」とあからさまにイヤミを言ってみます。

でも平気で「やろうとしてたんだもん！」と言い返してきます。“だもん”ですよ。だもんって大の大人が言ってもいいんですか？ 「小学生でもそんな言い訳しませんよ」とイヤミを重ねてやるのですが、平気で「やるとこだもん」と言ってきます。

“あきれる”を通り越して、微笑ましく思います。もはや小学生以下です。そんな彼が好きです。私のなかのサポーター魂が、餌食ともいうべき、こういうめんどくさい男子を放っておかないんです。誰かのために何かをするのが大好きな私のモチベーションはふつふつとわき上がる、なんとかせにゃならん！って強烈に思うんです。

子どもじみた男は大嫌いという人も多いでしょう。でも、私はそんな子どもじみた大人の面倒をみるのが大好きです。大好きは人それぞれ。自分だけの大好きがあっていい。

愛が愛を生む

Love begets love.

後輩が「和さん大好き」と言ってくれました。「この間、和さんと食事をした友だちが和さんのこと好きって言っていたんですけど、私のほうがずーっと好きです！」って。友だちが自分の好きな人を好きだというのが、ちょっとしゃくに障ったみたいです。大好きな人を取られたみたいな気がしたのかな。大好きはアイドルでもスターでも、自分だけの物にしたいですもんね。どこを気に入ってくれたのかわからないけど、誰かから大好きと言われるのはとってもうれしい。

私も大好きな友だちに「大好き」って言ってみました。友だちはクスクス笑いながら「ありがと」って言いました。すごくいい感じ。言ってよかった。大好きって言葉で伝えるの、すごくいい。

美しさは見る人の目の中にある

Beauty is in the eyes of the beholder.

もちろん、大好きな人や事柄にも、嫌いな部分はあるでしょう。先日ある地方で講演をしたときのこと。冬は雪に閉ざされ、1階部分はすっかり埋まってしまう。電車の便は少なくて、車がなければ生活も難しい。案内をしてくださった方は、「本当にここは田舎なんです」と繰り返していました。

そうかもしれない。でも、この緑の力強さ。都会暮らしの私には驚きの、ただ居るだけでエネルギーを与えてくれるような力強い緑。天をつく針葉樹の潔さ。澄んだ川のせせらぎは太陽にキラキラと輝いて、その美しさになんだか目のあたりが熱くなりました。

生活は不便かもしれないけれど、ここで暮らすという贅沢は、何ものにも代え難いと私は思う。人のやさしさとおせっかいで成り立つあったかい生活が、ここにはあるのでしょう。いいところはたくさんある。**好きなところを探していれば、そこは自分の大好きになる。**自分の生まれ故郷は代えられないもの。好きを探して大好きにすればいい。毎日の仕事も職場も、一緒の仲間たちのことも。

愛は世界を変える

Love makes the world go round.

あなたの大好きはなんですか？　愛しいわが子、目に入れても痛くない愛犬、グッズを揃えてのサッカー観戦、お気に入りの役者さん、幼なじみと飲み会、何度も通うディズニーランド。

大好きがあるってすごくいい。大好きなことを思うだけで幸せになる。

また大好きをやろう、大好きに行こう、大好きになろう。大好きのことを思い浮かべて、幸せな気分になろう。

　そして伝えよう。大好き、あなたのこと、大好き。とってもとっても大好き。ずっと側にいてねって、声に出して伝えよう。

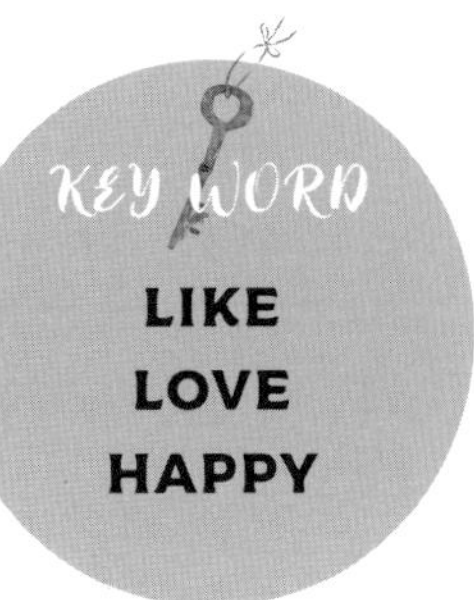

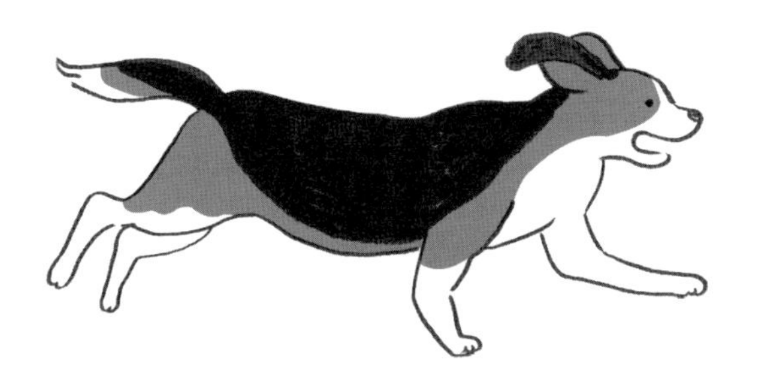

18

大好きなことをやる

Do favorite things.

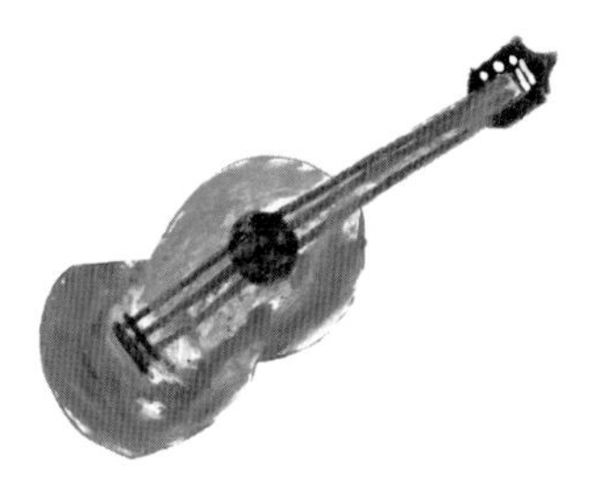

仕事している時間って長いよね

Working all day.

一週間のうち、仕事のために使っている時間って長いじゃない。仕事がある日は朝起きるのも、顔を洗うのも、お化粧をするのも、着替えるのも、朝食を摂るのも、靴を履くのも、電車に乗るのも、仕事のため。

となると、仕事がある日は１日のほとんどを仕事のために費やしているっていえますよね。だったら、仕事の時間を充実させてしまえば、あなたはEveryday is wonderful！　またまた毎日をごきげんに過ごせちゃうってことです。

成功に法則あり

Method.

ビジネス、経済、自己啓発、キャリアなどなど、実用書は山のようにあるけれど、そこに書かれている「うまくいっている人の共通点」って何だと思います？

それはなんとなんと、“仕事を楽しんでいる”ってことなんです。「楽しんじゃっていいの？」、はい、いーんです！　楽しめる仕事をしている。大好きなことが仕事ってすごいじゃないですか。

いまのあなたはどう？　暗くなったあなたも大丈夫。いまから楽しめることをやればいい。どんなことが楽しいのか探せばいい。

なければ探す。なければ作る。何かブルーになったら、反省したり文句言ったりしてないで、「で、どうする？」って考えるのです。過去を見るより、未来を見ようってこと。仕事場で楽しいと思えることは何？何をしているときが一番楽しい？

価値リスト100

Value list.

まずは以下に示すリストのなかで、自分が好きな言葉をチェック。そして、好きな言葉リストをさらに厳選しましょう。ポイントは、自分に欠けているので欲しいものではなく、すでにいままでやってきたこと。毎日やっていること。何度やっても楽しい、自分の人生に必要不可欠だと思うことを選ぶことです。ぴったりくる言葉が他にあるのなら、最後の下線に自分で書いてみてください。

＜勝負＞スリル・ギャンブル・勝負する・達成する・興奮する・冒険・大成功・チャレンジ・魅了する・努力

＜ 美 ＞優美・洗練・エレガンス・魅力的・愛らしさ・輝き・羨望

＜貢献＞援助する・円滑にする・救う・貢献する・与える・感謝される・誰かのために・元気づける・喜ばれる・ボランティア・サポートする・やさしくする

＜導く＞育成する・引き出す・誘発・影響を与える・変化させる・教える・活力を与える・支配する・模範になる・指導する・高揚さ

せる・人を動かす・やる気にさせる・見本になる

＜創造＞設計する・発明・想像・ひらめき・計画する・完璧にする・個性的・構築する・組み立てる・夢を語る・作り上げる・びっくりさせる・綿密な計画・バカうけ・発見

＜学び＞学ぶ・突き止める・実感する・専門家・探求・取得する・識別する・熟達・観察する・優秀・順序立てる・記録する・整頓・その分野を極める・整理する・疑問を解く・追求する

＜感じ＞感情を表す・経験する・感づく・輝く・いい感じになる・微妙・エネルギーを感じる・気楽・一体感・運命・ワクワクする・楽しむ・スピリチュアル

＜関係＞家族・統一する・なかよし・繋がっている・一緒にいる・受け入れている・身を捧げる・尊重・ともに歩む・熱意に溢れる・ワイワイやる・自由でいる

★自分にぴったりくる言葉があったら書いてみてください

楽しいお仕事

Enjoy.

私の価値は「専門家」、「人を動かす」、「自由でいる」、「楽しむ」だから、私の“DH Style”は「医療職」、「コーチング」、「フリーランス」。自分が価値があると思っていることをやっているので、仕事がばっちり楽しめるわけ。みなさんはどう？

「発見」、「順序立てる」ならミーティングで発表はどうかしら。「感謝される」のならアシスタント、介護もいいかな。「個性的」、「バカうけ」だったらイベントの企画はどう？　お花見、夏祭り、ハロウィン、クリスマス。楽しい企画で患者さんたちと一緒に盛り上がることができれば、患者さんは楽しいし、スタッフとも一体感が生まれ、そして自分も仕事が楽しくなるはず。あなたの価値観に合った仕事を探して、楽しく仕事をしちゃいましょう。

19

自分からやる

Activeness.

やったるで

I'm gonna do it!

院内勉強会で講師をします。頼まれると嫌とは言えない性格。もちろん仕事のうち。でも、資料を探したり、プレゼンを作ったりと準備はたいへん。何時間もかかる準備時間に当然給料が払われるわけもなく。

正直「めんどくさいなぁ」と思うこともあるけれど、自分のためにも役立っているっていつも思う。人前で話そうと思うと、きちんと調べないといけない。聞く人は、歯科衛生士だけではなく歯科医師もいる。そうそう薄っぺらなことは言えない。

本を読んだり、ネットで調べていると、「そんなのがあるんだ」、「あぁそーゆーことか」と気づきも多い。新しい知識が増えると、患者さんに対する見方が変わり、「本に載ってたような患者さん来ないかなぁ」なんてワクワクしてくる。やってみて勉強したとおりにできると、スキルアップにもなる。そして、その知識の裏づけがあるからこそ、患者さんに自信をもって話をすることができる。

医師や看護師、コミュニケーションのプロの患者さんにだって、歯という専門分野に関してはこちらがプロフェッショナル。気楽に担当できるのは、数々のセミナーを「私やります」と引き受けたから。

やってあげるね
I'll help you.

勉強会にいつも症例を出してくれる医院があります。症例作りはとてもたいへん。口腔内写真にちょっとでも唾液があると歯肉が見えない。X線写真の撮影もスキャンもたいへん。角度が違うと比較ができない。でも、面倒な症例作りを引き受けてくれたおかげで、たくさんの医院が勉強になっている。

私もそう。長いこと歯科衛生士をやっているけれど、最近ホープレスと思う歯が減ってきた。「見せてもらったあの症例みたいに、もしかしたら残すことができるかもしれない」、そう考えることがある。患者さんに「ダメかもしれない。でもやってみませんか？」と話すことが増えました。

他にもたくさん勉強させてもらっている。そして、私のように考える医院はたくさんある。「私たちがやります」と引き受けてくれたおかげで、たくさんの医院の、その先にいるたくさんの患者さんが幸せになっている。

聞くは一時の恥
Better to ask the way than go astray.

「わからないことがあったら質問してね」と言うのですが、たいてい質問をしてくるのは“できている人”です。きっとわかっていないだろうなと思う人に限って、質問をしてこない。

もったいないと思う。「バカだと思われたら嫌だな」。そんなふうに思うのだろうけど、質問したほうがいいのは、本当はそんな人です。質問しないとわからないし、できるようにならないもん。
　ちゃんと教えてくれる人は、やる気を出して手を挙げたあなたを心から応援してくれる。あなたがわかるまで、できるまで、きちんと教えてくれるはずです。
「ええ、そんなことも知らないの？」と思われたっていいじゃない。きちんと教えてもらえば、あなたはもう以前のあなたとは違う。わかっている人、できている人になるのだから。
　ちょっと勇気を出して「教えてください」と自分から言いましょう。練習して、できる人になっちゃいましょう。

失敗は成功のもと
Failure teaches success.

　自分からやるのはリスクを伴うものです。時間を取られたり、失敗したりすることもある。出る杭は打たれるなんてこともある。電車のなかで、目の前に立っている、おじさんとおじいさんの中間くらいの人に席を譲ろうかどうかは悩みますよね。「年寄り扱いして！」と思われるのは申し訳ないし、「結構です」と断られたら居心地が悪い。この上げた腰どーしてくれんの!?　なんてちょっと恥ずかしくなったりもする。
　でも、それを見ている周りの人はどうかしら。「えらいねぇ」、「よくやった」、「やさしいね」って思うはず。ちょっと車内の空気がほっこりする。あなたのことを責める人なんて一人もいないです。
　座ってもらえたらそれは小さな親切、ちょっとうれしい。断られたとしても、思いやりの気持ちを車内に充満させることができます。立ちましょう！　自分から。「どうぞ」って言いましょう。躊躇する気持ちはわかるけど、目の前の人だけじゃなくて、たくさんの人に対する貢献だから。

あなた次第
Up to you.

何よりも自分からやる人はかっこいい！　「やるねぇ」、「さすが」、「すごいなぁ」ってみんな思う。頼まれたことにウダウダ言う人はかっこ悪い。引き受けるのはそりゃリスキーだけど、きっとあなたのためになる。

あなたの勇気は、周りの人のためになる。そして絶対かっこいい！さあ手を挙げて、自分から動きましょう。誰かがやらなきゃいけないんだから。言ってしまえばやるしかない。さ、言っちゃえ。

「私がやります！」

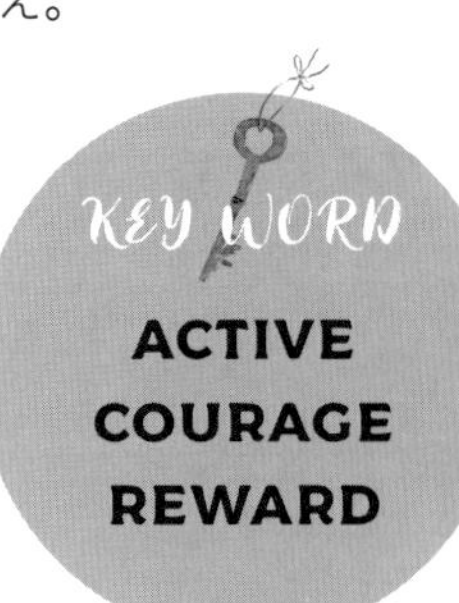

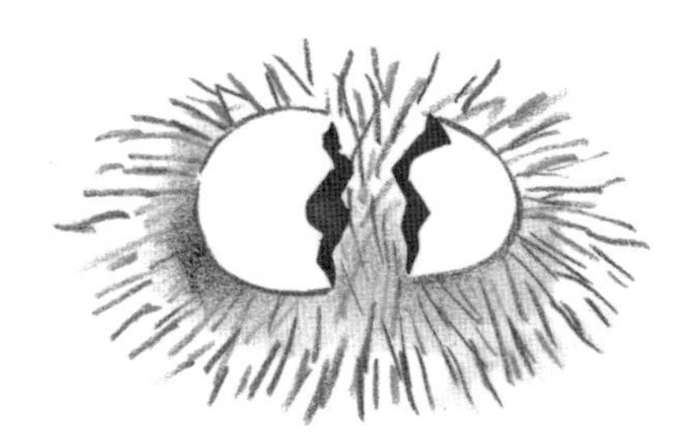

20

チャンスをつかむ

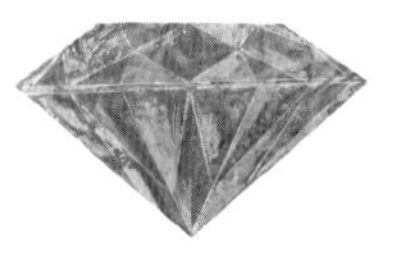

Seize an opportunity.

幸運をつかむ能力

Serendipity.

チャンスの神様は前髪しかないそうです。しかもなんと裸だそうです。神様が自分のほうに向かってきたら、すぐに前髪をつかまなくてはいけません。通りすぎた後ろには毛がないですし、しかも裸でつるつるしているので、ぼやぼやしてたら捕まらない。チャンスの神様を見かけたら、捕まえようかどうしようかなんて考えている場合じゃなく、チャンスの神様じゃないかなと気づいた時点ですぐに捕まえろということです。

Serendipity（セレンディピティ）という言葉があります。この言いにくい言葉は、「偶然の幸運をつかむ能力」という意味です。そんな言葉があるからには、そんな能力もあるわけです。超たまに起こるイイことをぼんやり待つのではなく、自分で幸運をつかむ能力があるなら欲しいですね。あるんですよ秘訣が。つかみましょう幸せを、身につけましょうその能力を！

チャンスをつかむ人

Key to grab an opportunity.

チャンスをつかむ能力その１は、「断らないこと」です。役割でもプロジェクトでも飲み会の誘いでも、可能なかぎり断らないこと。躊躇するのは、初めてのことや、めんどくさいことだからですよね。

でも、だからこそ引き受けるんです。日常生活を淡々と過ごしていて、幸運が降ってくることは滅多にありません。いつもと違うことをするから、違う日が始まるわけです。「あなたにやってもらいたい」と言われたのは、あなたならできると認められているからです。あなたに来てもらいたいと思われているからです。

できそうもない人には、依頼なんてしません。人は他人に対する評価は的確にします。自分に対する評価は、客観性がないので不的確なことが多いのです。周りの人がそう思うからには、あなたはできる人なのです。自分ではそう思えなくても、いままでそうだったからこそあなたが選ばれたんです。

それでもできるわけないと思ったら、声をかけてくれた人に聞きましょう。「なぜ私なんですか？」と。そうすれば、選ばれた理由を知ることができます。「私のどういうところが評価されたのですか？」、「私が選ばれたのは何があったからでしょうか？」と質問をしましょう。自分に対する考えが変わるかもしれません。

新しいことへのチャレンジはスキルアップのチャンス、自分の評価を上げるチャンスです。ステキな出会いのチャンスかもしれません。自分の能力を自分で見限っていては、自らの成長なんてありません。チャンスをつかみ、チャレンジをすることが、さらなるチャンスを生むのです。

去る者は日々に疎し

Out of sight, out of mind.

「遊びにいかない？」、「映画観ない？」、「ご飯食べようよ」と誘って、毎回「う～ん、でもぉ……」なんて言い続ける人を、あなたはまた誘いますか？

うだうだとなかなか答えが返ってこないと誘わなくなる。会っていないと声をかけにくくなってしまう。チャンスの女神は素通り、周りには同様のめんどくさがりが溜まってきます。

めんどくさがりにとって誘いを受けるのは、これまためんどくさいことです。誘うのはもっとめんどくさい。お互い誘い合うこともせず、ましてやチャレンジすることもなく変化もありません。

そして、「誰かがやってきてイイ感じにしてくんないかな」なんて、ありもしない夢を見続けるのです。めんどくさがりはたいていそう考えるので、めんどくさがり同士、あたかもいずれは本当にそうなるような気にマジでなってしまうのがまた恐ろしい。チャンスは自分でつかむほかないのです。イイ感じにしてくれる誰かなんて来ませんよ、一生。

チャンスをつかむ

Seize an opportunity.

いままでと違うことをやるには勇気が要ります。勉強会での発表、プロジェクトのリーダー。できないかもしれないと思うのは当然です。でも、理屈ばかりをこねまわしていると行動ができません。まずはやってみることです。

チャンスをつかむ能力その2は、「やってみる」です。できることからやってみます。やってみてから考えます。次にどうするのかは、やってみると見えてきます。どうしたらいいのかわからなければ、声をかけてくれた人に聞きます。手伝ってもらいます。

やってみるかどうかは、それが自分のためになるかどうかです。自分のためになりそうなら、進んでやりましょう。年齢とか経歴、立場なんて関係ありません。

チャンスをつかむ人と逃す人は、行動パターンが違います。**断らずにチャレンジするのが、チャンスをつかむ人。**うだうだ言い続け、断り続け、やってもみないのがチャンスを逃す人です。声をかけられたら絶好のチャンス。四の五の言わず引き受けて、
まずできることからやりましょう。

KEY WORD

OPPORTUNITY
SERENDIPITY
CHALLENGE

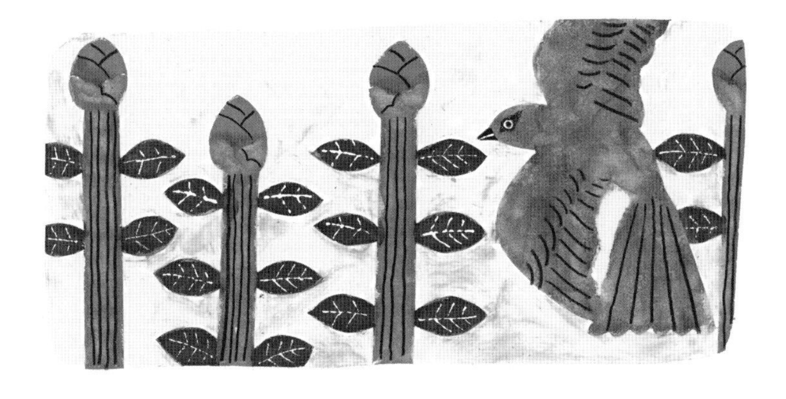

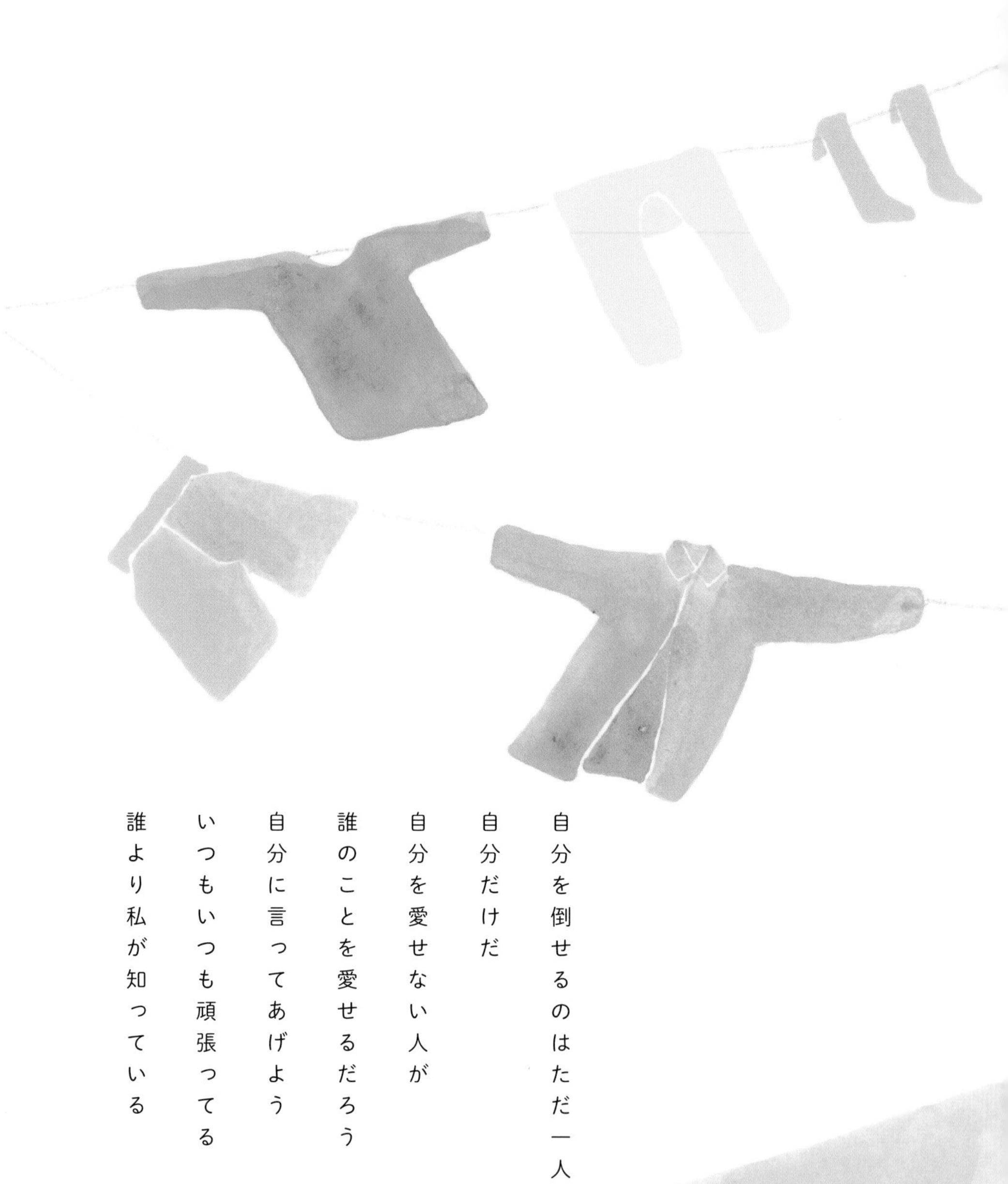

自分を倒せるのはただ一人
自分だけだ
自分を愛せない人が
誰のことを愛せるだろう
自分に言ってあげよう
いつもいつも頑張ってる
誰より私が知っている

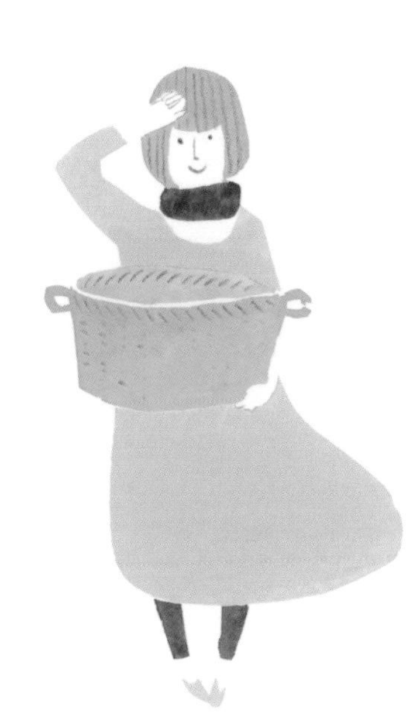

The only one who can beat you is you yourself.

How can a person who does not love yourself love others?

You'd better let yourself know that you are doing just fine,

and you know yourself better than anyone.

21

運のいい人につく
Being with lucky people.

心得
The way to be lucky.

ある会の基調講演で主宰の先生が言いました。「メンター（師）をもつこと、スタディーグループで学ぶこと」。ふむふむ、そうそう、そうだよね。次にこう言いました。「運のいい人につくこと」。へっ？　自分の運をよくするとかじゃなくて、運のいい人につく？　ええっ？

でも、次の瞬間、私の周りにいる運のいい人たちが思い浮かびました。そうだよ、運のいい人たちと一緒にいると、とってもいい。運のいい人たちは、もちろん人生うまくいっている。楽しそうだし、元気です。しょぼんとしている運のいい人っていないもんね。一緒にいるとこっちも楽しくなる、元気がもらえる。

そして、たいていやさしくって感じがいい。「運をつかもう！」と言われて「はい、つかみます！」って、簡単にはいかないけれど、そうだ、運のいい人につこう！　それならできる！

幸運の要因
The Luck Factor.

イギリスの心理学者リチャード・ワイズマン博士は、自分は運がいいと思う人とそうでない人を400人集め、両者の違いは何なのかを調べました。３年間の研究で、運がいい人にはある特徴があることがわかりました。

そこで博士は、“運が悪い”と思っている人たちに、“運がいい”人に共通する行動パターンを１ヵ月間実行してもらったのです。すると、１ヵ月後のインタビューで彼らの約80％が“自分は幸運だ”と感じるようになりました。運がいいと思うようなことがたくさんあったからです。外向型であること。直感に耳を傾けること。うまくいくと信じていること。不運はいつか幸運に変えられると考えること。

つまり、幸運とは性格や生い立ちの違いではなく、ある行動パターンから生まれるということです。

私も運のいい人たちについて考えてみました。そして運が悪そうな人たちのこともじっくり観察しました。ワイズマン博士の研究を参考に、私が共通すると思った特徴は３つ。**「柔軟であること」、「勘がいいこと」、そして「うまくいくと信じていること」です。**

柔よく剛を制す

Flexibility is stronger than muscle.

運のいい人たちはとても柔軟です。臨機応変、状況に合わせてやり方を変えていきます。これがダメなら次はこれで。一度決めたことに固執しません。よい案があればすぐそれに変更します。おもしろそうなことがあれば、予定を変更してすぐに駆けつけます。変えようと思えば変えられる用事に、“一度決めたことだから”といって執着しません。

そして、人なつっこく周囲にいる人たちに話しかけます。買い物に行けば、自分で探しものをはじめるより先に店員さんに聞きます。「どこにありますか？」と。知らない場所なら歩いている人に尋ねます。「どこですか？」と。わからないことがあれば、わかりそうな人に質問します。「どうしたらいいですか？」、「これって何ですか？」。躊躇しません。

だからこそ、正しい答えがすぐに見つかるのです。柔軟だと、“よい状態”に“短時間”で辿り着けるわけです。

1％の閃きが努力家を天才に変える

Genius is 1% inspiration and 99% perspiration.

２つ目は勘がいいということです。勘というのは単に神がかり的な力のことではありません。私たちは短い時間にたくさんのことを考えています。テレビを見ながら、おしゃべりもできます。「いま何を考えている？」と聞かれれば、一つのことを文章にして話しますが、実は話すよりもっとたくさんのことを同時に考えることができます。

経験の積み重ねから、「これはやめておいたほうがいいだろう」と判断することってあるでしょ。でも意識できている経験だけではなく、記憶の片隅にあるような経験や、もうほとんど忘れてしまった経験にも基づいて判断しているんです。「なんとなく悪い予感がする」ってありますよね。勘がいいというのはそういうことです。過去のデータ解析からの行動決定をしているわけです。

運の悪い人はここが大きく違います。なぜか行ってはいけない方向に行く、やってはいけないことをやり続ける。運のいい人はこういった内なる声を聞ける人です。そして、そういう直感に従うことができる人です。

信じる者は救われる

He can who thinks he can.

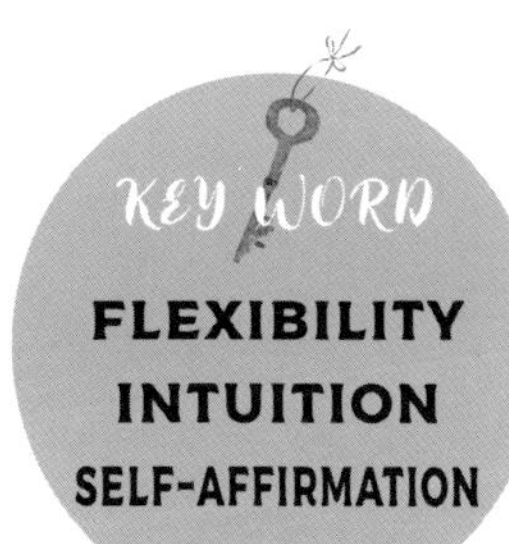

そして、運がいい人たちはみんな、自分は運がいいと思っています。きっとうまくいくと思っている。失敗しても次にいける。だって次はうまくいくから。そう信じられる。失敗した過去にとらわれて、何をやってもうまくいかないなんて思い込んでいたら、そりゃうまくいくものもうまくいきません。

発明王のエジソンは何度も失敗を繰り返しました。そして、改良に改良を重ねて成功した。ダメかもしれないと思って諦めていたら、成功はなかった。同じことを何度も繰り返していたら、成功はなかった。できると信じて、ダメなら次を試して、やり続けたからこそうまくいった。

運のよさは遺伝子の違いじゃない。“柔軟”、“勘”、“信じること”、それらがあれば、あなたも幸運を引き寄せられる。ネガティブオーラ出しまくってる人と一緒にいても、そういう発想にならないです。運のいい人について、自分の幸運も引き寄せちゃいましょう。

Good Luck！

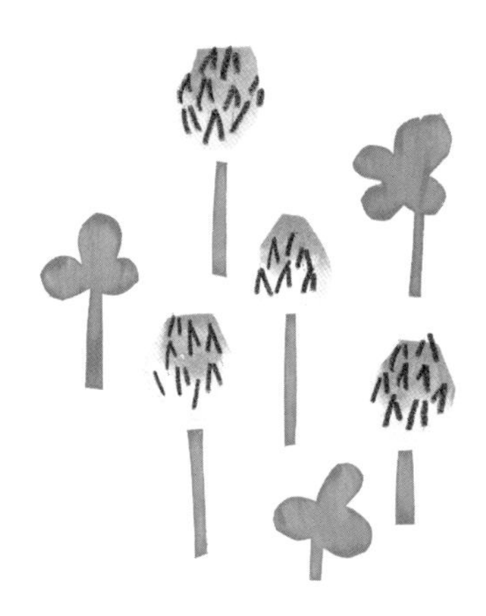

22

いましかない

Now or never.

後悔先にたたず

Repentance comes too late.

ある方がご主人を交通事故で亡くされました。まだ40代です。朝いつもどおり送り出したのですが、いつもどおりに帰ってくることはありませんでした。

信じられない、夢なら覚めてほしいと願っても叶うわけはありません。せめてあの日、もっとやさしく声をかければよかった、もっといろいろやってあげればよかった、好きなことをやらせてあげればよかったと後悔が次々と湧いてくる。でも、過去を変えることなどできません。人生にやり直しはきかないですし、人は死にゆくものです。

ある統計によると、一生のうち交通事故に遭う確率は50%だそうです。ずいぶん高いと思いませんか。普段の生活で「事故に遭うかもしれない」なんて考えながら歩いたりはしませんし、今日が最後の日かもしれないと考えて行動する人はほとんどいません。でも、事故に遭うのは自分かもしれないし、家族かもしれない。

人生何が起きるかわかりません。家族を失くせば、誰だって後悔するでしょう。だからせめて、毎日家族を笑顔で送り出してあげよう、自分も笑顔で出かけて行こう。最後に見た顔がせめて笑顔であるように。

いましかない

Now or never.

やり残していること、ないですか？　まだまだ人生長いなんて思っているかもしれないけれど、自由に好きなことができる時期って、そんなに長くはないですよ。結婚して子どもができれば、それは幸せなことだけど、いろんな制約も生まれます。

子どもが“子ども”である時期も短い間です。生まれ、育ち、離れていくのは、過ぎてしまえばあっという間。そのときしかやってあげられないことってありますよね。２時間おきに泣きじゃくる赤ちゃんのミルクが香るフワフワの髪。世界で自分を守ってくれるのはあなただけ、という眼差しで見つめてくれるのはいまのうち。立って歩いてしゃべってという当たり前のことがうれしく思えるのは、その時期だけ。そのいまを満喫しないともったいない。

さあ特別な日がやってきます、やり残したことをやる日です。人生最後の日は今日かもしれません。やっておけばよかったと後悔しなくてすむように、いますぐやっておきましょう。誰かの期待に応える必要はありません。自分がやりたいことをやればいいのです。

行こうと思っている場所に行きましょう。遠ければ、いますぐ申し込みをしましょう。自分が生まれ育ったあの街へ、一度は行ってみたいと思っていたあの国へ。言葉を失うほどの絶景、世界一の夕日、おとぎ話のような街並み、満天の星、魂を揺さぶられるような場所があなたを待っています。

会いたい友だちに連絡しましょう。「会おうよ」って言うと「うれしい」って返ってくるでしょう。多少いぶかしがられても構いません。怪しまれたら「今日の占いに書いてあったの」とでも言い訳しとけばいいです。
「ありがとう」って言いに行きましょう。「ごめんね」って言いましょう。「好きです」って告るチャンスはいましかない。今日がダメならもうダメです（という覚悟で）。夜通し踊りに行くのはどうでしょう。ライブやコンサート、ミュージカルのチケットを買いましょう。
彼と真夜中のドライブは？　憧れのホテルでエステ三昧。大好きだったマンガを大人買い、コンビニで好きなものを好きなだけ買いあさり、寝落ちするまで食べて飲んで読みまくる。健康には悪いです。でも１日だけ苦しくなるまで食べたって、病気になったりしませんよ。
子どもがいるなら、とにかく彼らの言うとおり、好き放題させてあげるのはどうでしょう。ボランティアに参加するのはどうかしら。そうだ、仕事を休んで遊びに行きましょうか。私が言ったというのは内緒にしてね。泣きたくなるほど幸せな時間を過ごしておきましょう。

いまを生きる

Carpe diem.

世の中には、この瞬間も戦火のなかを逃げ惑う人たちがいます。生まれたときから飢餓に苦しむ人たち、スラムで毎日怯えながら暮らす人たち、夜ごと聞こえる叫び声や銃声のなかで、明るい未来を思い描くことなどできずにいます。突然病の宣告をされた人、職を失い途方もない借金を背負う人、生きていくことが困難な人たちがたくさんいる。大震災で亡くなった多くの人たち、いまだに家に帰る目処も立たない人たちがたくさんいる。

あなたはどうでしょう。窓の外に広がるのは真っ青な空、お昼のお弁当はお母さんの手作りで、まだまだお腹はいっぱいです。週末はなかよしの友だちと服を買いに行き、フルーツとクリームがたっぷり乗った大好きなパンケーキを食べる予定です。空気が読めない彼氏とはケンカしたばかりだけど、「あんなやさしい人ってそうそういないよ」とよく友だちに言われます。

恵まれた人生じゃないですか。今日は院長に「また明日！」と笑顔で挨拶、先輩には「ありがとうございました！」とお礼を言って帰りましょう。両親のためにケーキを買って行きませんか？　彼氏には「ごめんね」とメールをして、クリスマスに行こうと話していたあのイタリアンに今週末行っちゃいましょう。お金がかかってもいいじゃない。たった一度の人生でしょう。その人生を楽しむために稼いでいるんですから。

もし今日が人生最後の日だとしたら、あなたは何をやりますか？　やり残しのない日々を過ごしたほうがいいでしょう。

あなたがよくぶつくさ言ってるその人生は、もう二度と繰り返せない、誰かが生きたくても生きられなかった大切な時間なのだから。

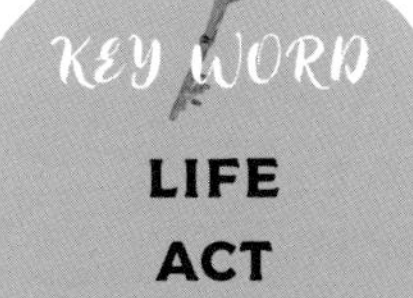

LIFE
ACT
ONCE-IN-A-LIFETIME

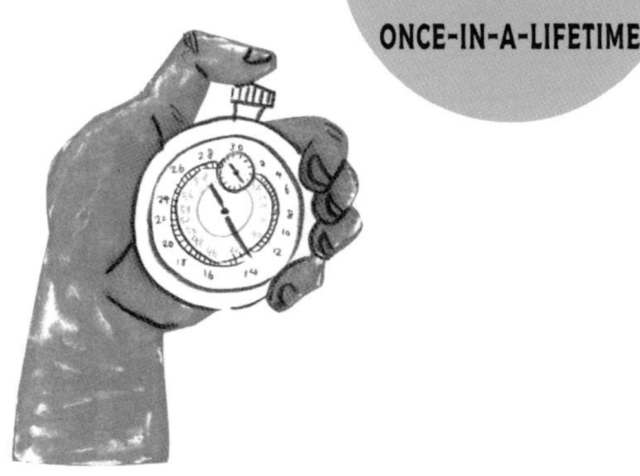

23

次行こ、次！

Next!

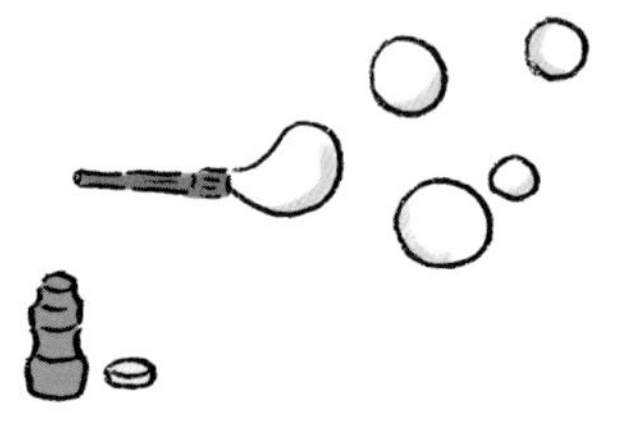

記念日

Anniversary.

　何年か続いた仕事が節目を迎えました。よくやった私！　なんかお祝いしようよ、なんかイベントしようよと一人で盛り上がっていましたが、仕事のパートナーは完全にスルー。もしかして当日はマル秘イベントを企画してたりして！　なんて淡い期待を抱いていましたが何もなく、昨日と同じ当日を迎えました。

　まったく何事もなく。何年も頑張ってきたつもり。それなりに評価されていると自分では思ってたけど、祝う気持ちなどサラサラないのねと落ち込んで、人生初、自宅近所の居酒屋で呑んだくれ、クダ巻きました。私にとって、近所＋居酒屋＋飲む＝よほどのやさぐれ。（以下酔っ払い）。

　そりゃあね、節目ったって誕生日みたいなもんで、昨日と変わらぬ今日なわけよ。生まれてから何年目だろうが、その日を境に何かが変わることなんてないよ。いままで頑張ったの克服したの苦労したの、なんのかんのと言ったって、今日を境にぱったりやらずに済むようになるわけでもないし、昨日と同じ今日で、今日と変わらぬ明日ですよ。誕生日を祝わなかったからといって、年をとらないわけでもない、えーそりゃそうですよ！

だとしてもですよ、誕生日だの結婚記念日だの、卒業だの10年目の記念日だのは、お祝いしたいわけですよ。祝ってもらいたいわけですよ。お疲れ様！　よくやった！　ありがとね！　って言ってほしいじゃないですか。

と、クダ巻くうちに節目の１日は過ぎました。グダグダ言っても言わなくても過去は変わりません。よかったです。あと何年頑張ったって、お祝いもお礼もないってことはハッキリしました。もう二度と、期待しなくていいってこと。いいじゃないですか、スッキリです。次行こ、次！

敗北を知るからこそ甘美な勝利がわかる

Victory is sweetest when you’ve known defeat.

出先でランチの店を探していると、スープのお店を見つけました。なかなかおしゃれでメニューも充実。入口で注文と会計を済ませると、「左側７番のテーブルにどうぞ」と言われました。左側にはいくつか空いているテーブルがあるのですが、どこに番号の表示があるのか、見つけることができません。仕方がないのでもう一度レジに戻り、「７番のテーブルはどこですか？」と聞きました。

若い店員さんは（さっき言ったでしょ、アタマ悪いのあんた、という気持ちを載せて）「左側です」と言いました。私はその解説だけでテーブルに行きつける自信はないので「左側の一番奥ですか？」と聞きました。店員は（だから左側の７番だって言ってるでしょ、聞いてんのあんた、という気持ちを載せて）「はぁ、そうですけど」と眉をひそめて言いました。

テーブルはわかったので、とりあえずもやもやした気持ちのまま席に向かいましたが、テーブル前でハタと立ち止まった。ここで食事をしたとして、食べながら聞こえてくるのは、この店員の感じが悪く、空気が読めず、立場をわきまえない声となる可能性は大。「お水入れますか？」（そんなアホなあなたでも水くらい飲みますよね、という気持ちを載せて←それほどひどい対応にはならないだろうけれど）というサービスすら腹立たしく思う羽目になりそうな予感。

私は踵を返し、「やっぱり結構です」と店員に言い置いて店を出ました。店員は予想どおり、なんだこのおかしな女はという眼差しです。

出てきて正解、あーよかった。自分のすばらしい選択に、なんだか力が湧いてくるほどです。ものすごくここのスープが飲みかったわけじゃない。なんならお昼なんて抜いてダイエットでもいい。お金は払ったけど、そんなに高額ってわけでもない。「お金返してください」なんて面倒なやり取りするくらいなら、くれてやっていい。そんなのケチって、降りかかる禍の渦に飛び込むなんて、ツイテナイ人のやることよ。

ランチはコンビニのヨーグルトでいいかなって思ったら、めちゃくちゃヨーグルトが食べたくなりました。そうだ、私が食べたかったのはこれだったんだ！　と気分は爽快、午後もいいことありそうです。次行こ、次！

過去より大きな夢をもて

Never let your memories be greater than your dreams.

起きた事実は消せないし、忘れられないかもしれないけれど、過去についてグダグダ言うのはやめられる。「宝くじで100万円当たったけれど、大好きだった彼氏に彼女ができてフラれた」と、「大好きな彼氏に彼女ができてフラれたけれど、宝くじで100万円当たった」。状況は同じだけれど、考え方ひとつで気分は変わる。ストレスを強いられる場に長々いたらダメよね。そういう場所って、たいていずっとそのまんま、そんなに変わりはしませんよ。

続けてきたことを中断する、諦める、離れるというのは確かにリスクがありますが、やめてみて、離れてみると、別の世界が広がります。また、次こそ失敗しないようにしようって思うので、慎重になるから失敗が減る。今度こそと思うので、以前は我慢できなかったことも我慢できて、許せなかったことが許せるようにもなります。

患者さんもそうでしょ。前の医院の悪口を言ってる人って、その医院にはもう戻れないと思うので、後に行った医院の評価が緩くなります。前の医院に不満があって次の医院も合わないとなると、原因は自分にあるかもしれないということにもなるので、新しく行った医院で大正解！　って思いたい。その分、人にやさしくなるってもんです。

あなたを縛りつけるようなトコからはもう手を引いて、前向いて、顎上げて、次行こ、次！

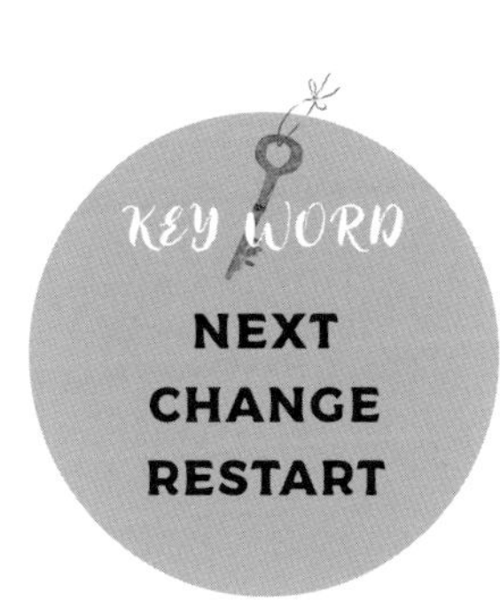

24

そういうもの

Take it easy.

そういうもんさ

That's the way the cookie crumbles.

知り合いの先生の息子さんは小さいころ落ち着きがなく、いつもちょろちょろ動き回っていたそうです。ある日家族で外を歩いていて、今日はやけに静かだなぁと思ったら、なんと彼はガードレールを舐めていたそうです。あぁなるほど、それで静かだったんだなって、両親が思ったわけもなく、そりゃもうびっくりですよね。一体全体ガードレールの何が彼の心と舌をとらえたのでしょう。想像もできません。

私が担当している子どもの患者さんで、まさに透きとおるような肌の男の子がいます。目の色も少し茶色がかっていて吸い込まれそう。とても美しい男の子です。が、その子はしょっちゅう鼻をほじっています。診療中鼻に突っ込んだその指どーすんだぁ！！　としょっちゅう私に怒られていますが、キャハァー！　とうれしそうに笑いながら、またホジホジします。

その美しい肌に美しい瞳。そして鼻の穴に突っ込まれた指。もう、マジやめてほしいんだけど。ホジホジが気持ちいいのかもしれないし、大人がキャーキャー言うのがおもしろいんだろうけど、もったいないったらありゃしない。

でも、そう思うのはこちらの勝手で、彼は彼なりにやりたいことをやっているのでしょう。子どもってそういうものです。大人の凝り固まってしまった想像の範囲なんて、軽くスキップ。びっくりするようなことを恥ずかし気もなくやらかすもんです。こちらは慌てて説教したりもするけれど、彼らの行動を制限することなどできず、一つやめればまた新たなびっくりをやらかしてくれる、そういうもんじゃない？

なんくるないさ

That's the way goes.

あるお年寄りがプラークをべっとり付けてきたので、担当の先生が「いつもどうやって磨いているんですか？」と質問しました。結果は予想どおり、ものすごい磨き方だったそうです。そして、その患者さんは「この間、こうやって磨きなさいと女の先生（←私）に言われました」とおっしゃったそうです。完全に濡れ衣です。そんな磨き方、教えるわけないです。

でも、こういうのってよくある話。言い逃れるため私のせいにしているのか、ただ昔聞いたような気がするやり方を、先日聞いたかのように記憶しているだけなのか。先生だって私が日々真面目にお仕事していれば、まさかそんな指導するわけないって信じてくれるはず。いちいち目くじら立てても仕方がない。ひとくくりにするのも失礼ですが、お年寄りってそういうもの。

ちっちゃな子どもが今日もチェアーでぎゃーぎゃーとやっています。痛いの怖いのやる気にならないのと、理由はいろいろあるみたいに言ってますが、要するに「やりたくない」わけだよね。痛かろうが痛くなかろうが、どっちにしたってやりたくない。だから、「今日は絶対に痛くないから」なんて説明もムダ。「ちゃんとお掃除しないと虫バイキンに歯を食べられちゃうよ」なんてお話も無意味。なんにしても“やりたくない”わけですから。

ちっちゃいころってそういうもんです。今日はお椅子に座れたし、ちゃんとじゃないけど、歯磨きだってやったもんね。えらいえらい、よくできました。今度はもうちょっとお口が開けられるようになるよ。だって今日よりずっとお兄ちゃんになるんだもん。はい、指切り、また今度ね！

連れてきたママはというと、わが子ながらもこの不埒な態度に腹が立つ。担当歯科衛生士さんにも申し訳が立たない。かといってこのまま帰るんじゃ連れてきた甲斐がない。親の気持ちはそういうもの。そしたらママには、長い時間じゃなかったけど、磨きにくい奥歯は歯ブラシが届いたし、いま使ったフッ素はとてもむし歯予防効果が高いことをしっかり説明。そして、何か気になっていることはありますかと聞いてあげて、歯医者さんに来た価値はあったって思ってもらいましょう。

それが人生

C'est la vie.

うまくいかないことってあるよね。頑張ったのになぁ、ずいぶんと気を遣ったんだけどなぁ、やさしくしてあげたのに、夜遅くまでやったのに、お金もかけたのに、本も読んだのに、たくさんやったのに。それなのにこういう結果なわけ？

もう泣きたい。でもさ、そういうもんだよ。やったことがすべて報われるわけじゃない。認められないこともある。結果を出せないこともある。悪いことがあると、すべてがうまくいっていない気がしちゃう。
自分の頑張りは自分が一番知っている。ちゃんと自分を褒めてあげましょう。そして、思い出して、いいことだってたくさんあるってこと。山があって谷がある。人生ってそういうもの。

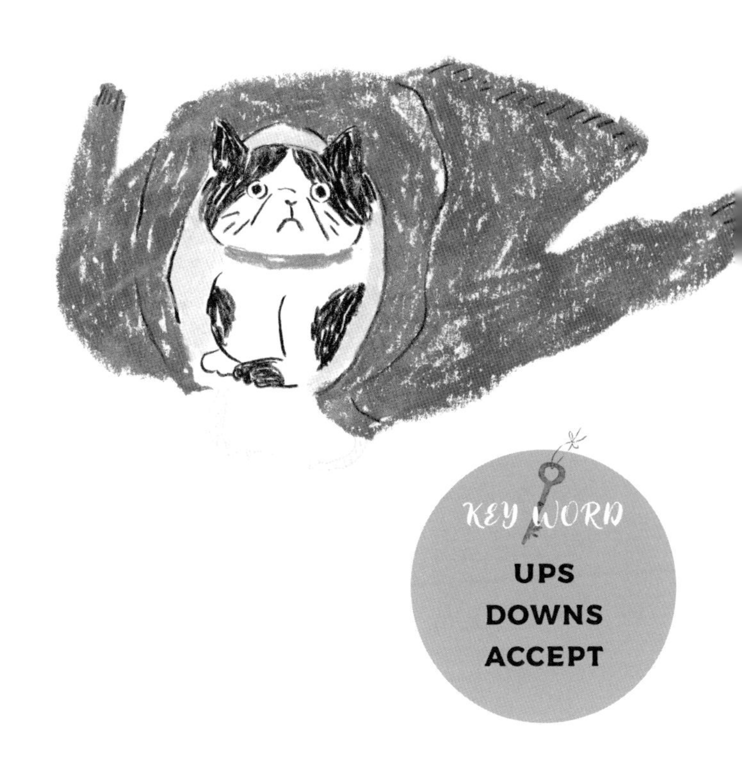

25

不条理なのです

Unreasonable.

盗人にも三分の理

Every man has his own reason.

講演などで世界を飛び回っている先生に質問をしました。「イリゲーションとデブライドメントという言葉を欧米ではどう使い分けているんですか？」。お答えは「そんな難しい言葉を使っても、患者さんにはわかりません」でした。ん…と…そうじゃなくって……。

そこで続けました。「患者さんへの説明ではなく、先生のオフィスでは２つの言葉をどう使い分けているのかを教えてください」。すると「イリゲーションという言葉は普通に使ってます」とあきれ顔。えっ？　えっ？　えっ？　クエスチョンマークが飛び散ります。怒られているみたいだけど、なになに、どーゆーこと？　何が悪かったの？　私の質問が意味不明？　とグルグルグル。

周りにいる人たちに対してなんだか恥ずかしい気分だし。私は悪くない！　と弁明したい気持ちだし、頭のなかでクエスチョンマーク花火が大爆発。質問に対する答えの半分が、私にとっては未完了を残すものでした。終わってからも、帰ってからも、次の日になっても、このやりきれなさは吹っきれず。大きな問題ではない、たぶん周りの人たちはわかってくれていただろうけれど、「まっいっか」とは思えない。

そんな気分のまま、朝電車を降りようとしたら、開いた扉の前に杖をついたお年寄りがいました。脇に避けてあげたところ、私の隣に立っていた男性が私に向かって「邪魔なんだよ！」と言うんです。

そりゃあなたにとって私は邪魔かもしれないけれど、目の前にはお年寄りがいるんだし、杖をついていて、通り道を広くあけてあげたほうがいいじゃないと思った瞬間、「ああ、そうだった！」とひらめいた。

そうでした。**この世の中はそんな不条理でできているんでした。**世の中は常識どおりになんてならないし、理不尽なことがたくさんある。ありえないことを聞くことも言われることも、そしてされることもいっぱいあったのでした。

あきらめは心の養生

For a lost thing care not.

なかよし家族の友人がいます。パパは娘たちと旅行に行くと、もううれしくてうれしくて、娘たちの写真を撮りまくります。娘にしてみれば正直迷惑ですが、大好きなパパに付き合ってあげます。そんなパパが私に教えてくれました。「妹が悪いことをすると、お姉ちゃんを小突いたりするんだ」と。小さいころから、世の中は不条理だってことを娘たちに教えてあげているんだそうです。「なるほどね」とは思いませんが、パパなりの教育なんでしょう。

不条理というのは、筋が通らないこと。道理が立たないことです。ニュースを見れば、「そんなバカな！」と思うことの連続です。まだ幼い子どもが、酔っぱらい運転の自動車事故に巻き込まれる。なんだかむかつくという理由で、会ったこともない人たちを殺す。テレビアニメのように、正義は必ず勝つ！　と信じたいところだけれど、現実はそうならない。それが世の中というものです。いちいち腹を立てていても始まりません。**不条理を乗り越えるのが、人生というものなのです。**腹を立てることの原因のほとんどは、自分が考えていたことと、現実とのギャップです。

院長はいつも頑張って働いている私の仕事ぶりに感謝をすべきだと考えていたのに、現実は仕事が遅いと非難される。自分の期待と現実が同じじゃないので腹が立つ。世の中は不条理です。ですから、そんなことはよくある話です。そして、あなたも不条理です。あなたは歯科衛生士として、雇われている従業員として“やるべきことすべて”をやらずにいる、そうじゃないですか？　他人には厳しいけれど、自分には甘い。それこそこれまた不条理なのです。

こんなことを書いている最中、１人の患者さんが来ました。歯を削りたくないと言っています。誰しも歯は削りたくありません。至極真っ当な要望です。でも、その歯はむし歯で大きな穴があいています。歯を削らずに治療はできないと説明するのですが聞きません。「何か方法はないですか？」、「歯は削らないほうがいいと考えているんです」と、平行線のままです。

なんだか楽しくなってきました。今日も不条理、きましたねって。患者さんの気持ちはなんとかしてあげたいけれど、何もかも思いどおりにならないのが、この世の中なんですよねぇ～。

それがどうした！
So what!

車やバイクの製造メーカーである「HONDA」の創業者・本田宗一郎は、技術者であり実業家でした。彼はたくさんの人たちから「おやじさん」と呼ばれ愛されていました。時に厳しく、時にやさしく。とてつもない努力により、小さな自動車修理工場を世界に知られる大きな会社にした人です。

そんな彼が言いました。

「頑張っていれば、いつか報われる。持ち続ければ、夢はかなう。そんなのは幻想だ。たいてい、努力は報われない。たいてい、正義は勝てやしない。たいてい、夢はかなわない。そんなこと、現実の世の中ではよくあることだ。けれど、それがどうした。スタートはそこからだ。新しいことをやれば、必ずしくじる。腹が立つ。だから、寝る時間、食う時間を惜しんで、何度でもやる。さあ、昨日までの自分を超えろ。昨日までのHONDAを超えろ」

世の中はそういうもんです。それがどうした！

KEY WORD

UNREASONABLE
CRUEL
OVERCOME

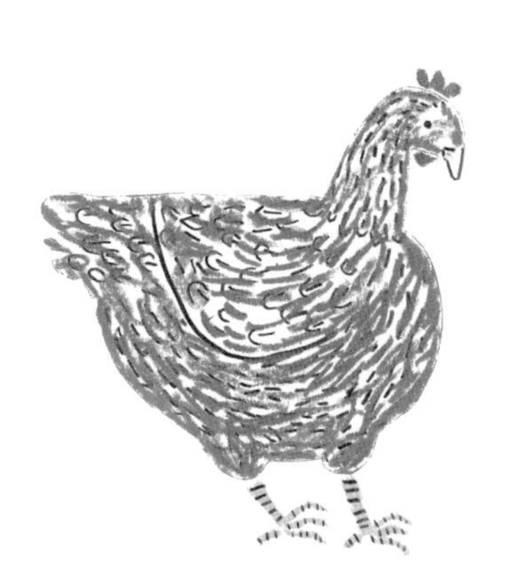

26

あったまにきたら

When you get mad.

火元

Point of origin.

うおぉ、あったまにくる！　ほんとむかつく！　まったくなんてこと！　許せない！　一体全体何度やれば気が済むの！　どーゆーことなのよ！　信じらんない！　ふざけんな！　冗談じゃない！　などなど、生きていると頭にくることってありますよね。

信じられないような状況って、信じたくないのですが、現実にはよくあります。ホント。信じたくないですけど。頭にくる場合、多くが２つの原因によります。１つは頭にくるような状況を作り出した他人。もう１つは自分です。自分が原因で冗談じゃない状況を作り出してしまうこともありますが、体調が悪かったり、他にイライラすることがあったり、気がかりがあったりすると、普段はどうでもよいようなことでも怒りとなって爆発します。

たとえば、お腹が痛いとき、昨日から見当たらないピアス、クレーム電話の返答待ち。そんな問題とは直接関係のない自分のイライラが、精神状態を不安定にさせ、怒りとして爆発してしまうのです。どちらにしても起きてしまったことは変えられません。過去と他人も変えられません。せめて自分の状態を安定させるためにできることをやりましょう。

それでも人生は続く
Life goes on.

そこにあるのは壊れたコップです。何度見ても直ることはありません。一生ありません。奇跡も起きません。見たことありません。手品以外では。忘れましょう。何度も何度も反芻して怒りをわざわざぶり返させたりせずに、忘れましょう。

思い出してしまったら、ちょっと石につまずいたときのように「おっと」という調子で、考えるのをやめましょう。何で壊れてしまったんだろうなんて考えても無駄なこと。元には戻らないのですから、忘れてしまうのが一番。悩んでも解決しないことは、悩んでも仕方がないことです。考えるのはやめましょう。それしかないんです。解決方法がないから気が重いんです。方法があったら解決しています。

自分が分厚く透明なバリアで保護されていることを想像してみてください。自分は丸いドームに覆われています。そのなかには何も入ってくることができません。内側には心地のよい空気だけが満ちています。誰もあなたを傷つけることなんてできません。そんなイメージを膨らませてみてください。深く息を吐いて、緩やかな空気だけを身体に入れましょう。深く吐いて、ゆっくりと。大丈夫。大丈夫ですよ。自分にも「大丈夫」と言ってあげてください。

水に流す
No hard feelings.

少し落ち着いたら、他のことをしましょう。お気に入りの音楽をかけましょう。お気に入りの動画を見続けましょう。ショッピングに繰り出しましょう。愉快な友人を誘って飲みに行きましょう。彼氏に奢らせましょう。どこのお店に行きましょうか。ほら、行こうって言っていたお店がありましたよね。行きましょう。今日こそその日です。

そうそう観たい映画はありませんか？　コンサートのスケジュールをチェックしましょう。欲しかったものはなんですか？　どういうのがいい？　色は、素材は、ブランドは、どこで売っていますか？

今度の連休どこかに行きませんか？　行きたいところはどこでしょう。どこに泊まって何を食べますか。Webで調べてみましょうか。ガイドブックを買いに行きましょうか。

人生あったまにくることばかりじゃありませんよね。忘れていませんか？　楽しいことやワクワクすることはたくさんある。そっちそっち。そっちにいきましょう。

立ち向かえ！
Chin up!

それもだめ？　気になる？　頭にくる？　止まらない？　なら立ち向かって行きましょう！　「ふざけんな」と言いに行きましょう。「なんで頭にきているかというと」と言いに行きましょう。いつまでもやられているわけにはいきません。向かって行きましょう。

なんでそうしたのか聞いてみましょう。今後そういうことがないようにするためには何ができるのか、方法と決意を問い質しましょう。冗談じゃないですよ、笑いごとじゃない。そう言いに行きましょう！

そして、この状況を自ら打破しましょう！　頑張れっ!!　行けぇー!!　負けるなぁー!!!　自分にね。

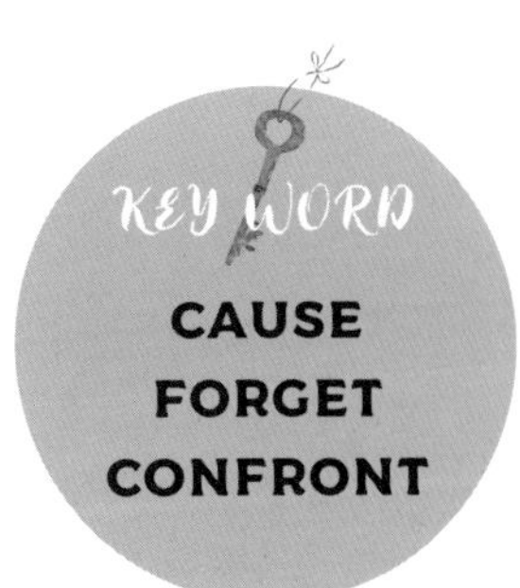
KEY WORD
CAUSE
FORGET
CONFRONT

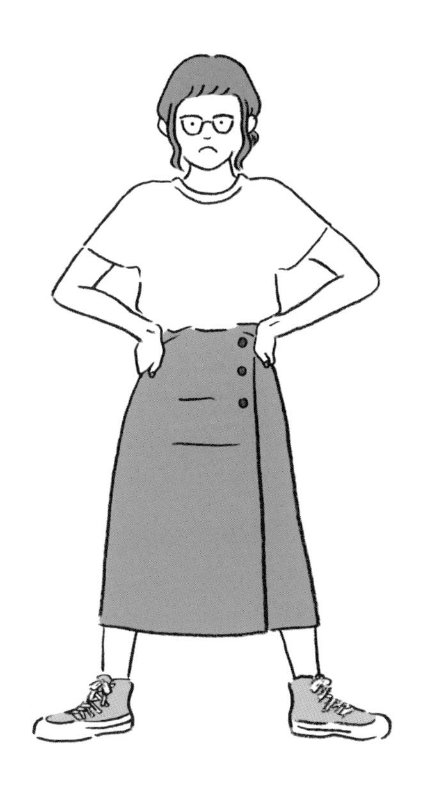

27

立ち向かう

Confront.

誤解を解く

Clear up the misunderstanding.

「嫌なことがあったらどうしていますか？」と聞かれました。私はまず問題を解決するために何かを始めます。かっこいーと言われましたが、ただ嫌な気分を続けていたくないだけです。どうしたらこの嫌なことは解決できるのか。嫌じゃないことになるのかを考えて行動を始めます。

嫌なことの原因と思われる本人に直接尋ねることもあります。噂話を信じて暗い気持ちを続けるのは嫌です。「こう言っていたって聞いたけどそうなの？」、「何か私やらかしちゃった？　正直なとこ聞かせて」と本人に聞きます。

相手が誤解していることもあるので、もし誤解なら相手もかわいそう。誤解とわかれば説明もできます。そうじゃなくて、そういう意味じゃなくて、それは私じゃなくて、それは何年か前のことでと、ちゃんと説明してあげれば相手もスッキリします。

自分のミスに気づいてないこともあるので、こちらが悪いのなら直接謝ることもできます。そこに引っかかっていたんだ、ごめんなさい。私の言い方が悪かった、すみません。それは私のミスですと謝ります。

また逆に、あなたの言い方ややり方には問題があると直接伝えることもあります。陰口を叩くのは本意ではありません。もちろん相手にそんなつもりはまったくなく、ただ私が誤解をしている可能性もあります。直接質問をすればはっきりします。

もし相手から真摯な謝罪の気持ちが伝わるのなら、もちろん許す気持ちもあります。言い訳をするのなら、もういいですありがとうございますと言って自分の気持ちを整理すればいいだけです。今後近寄らないようにすればいい。知人というくくりから、他人というくくりに移動させればいいだけです。

相手の返答によっては、こういう考え方をする人には近寄らないようにしようと決められる。変人、大雑把、攻撃的、不親切、そういう嫌な人の近くにはいないほうがいい。嫌な感じは早く終わらせたいので、直接立ち向かって問題解決。問題には潰されたくない。立ち向かう。負けない。

君子危うきに近寄らず

A wise man never courts danger.

問題が生まれる場所や人には近寄らないようにしています。いつもゴタゴタしている団体、行くたびに悪口を聞かされる医院。ネガティブな言葉を連発している人、いつも怒られている人、約束を守らない人、忙しいという言い訳で、いつまで経っても日程や時間が決められない人。

そういう人に限って時間を守らないし、時間にルーズなので約束を変更してきます。そんな人のために自分の時間を無駄に消費するのはまっぴら。すばらしい実績をもつ有名な先輩だとしても、すごい先生だとしても、人としての基本ができなければ、この先こちらが振り回されるだけです。
　わざわざゴミ屋敷の隣に引っ越しますか？　あきらかに大風邪ひいてる人の隣に座りますか？　酔っ払って暴れている人に近寄りますか？　そういうの、しないほうがいいもんね。

グチを言う
Complain.

　嫌なことのなかには、解決できないこともあります。すでに起こってしまった事故のようなできごと。考えても仕方ない。思い出しても気持ちが暗くなるだけでいいことはない。
　そんなときは男性の友人にグチります。そんなにいつも連絡を取ってるわけでもないのに、私のグチをよく聞かされる友人がいます。グチっていいですか？　と前置きしてグチメールを送ります。一人の友人は「何もしてあげられませんが、ここで吐き出して楽になるならどうぞ」と返信をくれるので、さらに長い長いメールを送り、信じられる？　そういうのが心の底から嫌なわけよ！　と毒をたっぷり吐きます。
　この問題について、その友人が意見を言ってくることはほとんどありません。こういうのが男性の友人のいいところです。女性の友人は、たいていいろいろ意見を言ってくれたり慰めてくれます。それはそれで心温まってよいのですが、男性の友人にグチるには理由がある。そういうときの私はただ発散したいだけ。解決方法はないとわかっているので、頭のなかにある重くて暗くて苦しいものを頭の外に出してしまう、そんなイメージでメールをしています。
　頭のなかには、怒りだったり、憤りだったり、不信感、後悔、そんなどうしようもないモヤモヤでいっぱい。それを外に出してしまうことで楽になりたい。そんなとき、大人の男性の友人を頼りにします。女子がぎゃーぎゃーやってるとき、「君はこうすべきである」なんてわけのわかったような口を叩くとどんな面倒なことが起きるのか、大人の彼らは知っているので、嵐が過ぎるまでおとなしく相手をしてくれます。

私は「既読」のマークがつくだけで満足。何通か書いていると、もう書くことがなくなり、問題解決はできていないけど気持ちはスッキリ。気持ちが軽くなれば動き出すことができます。

もう一人の男性の友人は、私がぎゃーってメールをすると「＾＾；」と返信してきます。長くても「はい＾＾；」くらい。私は全部吐き出せばそれで満足。だからこそ、この人たちにグチるわけ。

自分に立ち向かう

Stand face to face with your heart.

立ち向かうのは他人だけではありません。自分にも立ち向かいます。できない自分、知らない自分が嫌いになりそうになったら、落ち込む前に調べたり、聞いたり、練習すれば解決です。次のステージに行くことができる。

環境に問題があれば自分が変えていけばいいでしょう。自分が移動してもいいでしょう。問題は解決するか、忘れるかです。握りこぶしを作って、問題を粉々に砕いてやろう！

KEY WORD

CONFRONT
SIDESTEP
VENT

28

許す
Forgive.

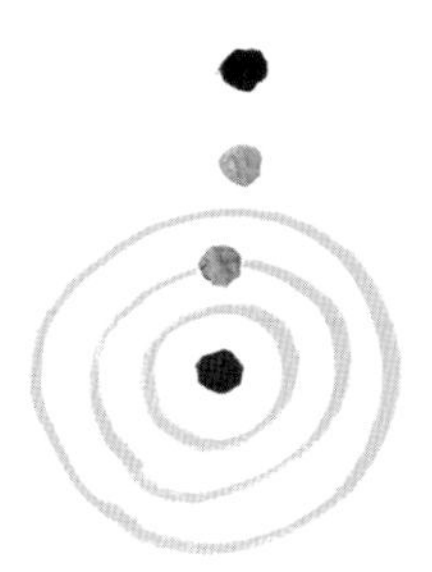

水に流す
Let bygones be bygones.

失敗したことのない人はいません。新しいことにチャレンジする人は、うまくいくこともあるけれど、うまくいかないこともある。チャレンジしたことで、もしかしたら大きな失敗をしてしまうかもしれない。そんなとき、よくやったと言う人もいるし、あれじゃダメだと言う人がいるかもしれない。

たくさんの人に影響する人は、知らぬ間に誰かを傷つけてしまうかもしれない。誤解をされて非難されるかもしれない。上に立つ人は、端っこにいる人に対する配慮が欠けて、すべての人の満足を得られないかもしれない。でもそんな失敗を恐れていたら変化はない。もっとよくしようと改革するのは難しい。

人をまとめるという立場がある。一番の風上にいると、風がもろに当たってくる。たとえば、院長や主任、責任者や代表なんかがそう。もしあなたがそうなら、「たいへんだね、本当にいつもごくろうさま」。そうでないなら、自分がそうなったらって、風上に立つ人の気持ちを考えてあげて。

人には役割があって、得意不得意がある。やりたくないことをやらなきゃいけないこともある。そんな人に、うまくいってないからって間髪入れずに文句だけ言って、きちんとやってくれてることに感謝の言葉もないなんてひどくない？

できていないことを片っ端から責めるんじゃなく、できていることを認めてあげようよ。できてることだってあるんだもん。多少うまくいかないところは許してあげて、みんなでフォローしてもいいじゃない。

志あれば道はひらける

Where there's a will there's a way.

ささいな言葉で患者さんを不快にさせてしまうこと、たぶんあるだろう。あるアンケートによると、不満のある100人のうち、苦情を言うのはわずか４人。残りの96人は声に出さない。相手から苦情を聞くことができるのは、ほんのわずか。だからこそ小さな変化に気づいて、きちんとフォローするのが大切。

それでも誰かの気持ちを害することもある。もしあなたが嫌な思いをしたとして、あなたを傷つけてしまった人もまた気持ちが落ち込んでるかもしれない。気分が重くなっていると、なかなか動き出せないもの。それなら、その人のこと、あなたが元気づけてあげればいいじゃない。失敗は成功のもと。昨日と同じ明日なら、失敗はないけど成長もない。こうしたらどうだろうと提案してみたらどうかしら。

間違ってしまったけど気にしないとか、失敗したけどそのままにするのはダメ。もし「やってみる」、「頑張る」、「ごめんなさい」と言うのなら、許してあげましょうよ。あなたのその勇気が、相手に勇気を贈るんです。

最初の一歩
It is the first step that is troublesome.

人と人とが別れなくてはならない理由なんてないです。相手がよほどひどいヤツなら、そんなのに一生かかわらなくてよかった、あースッキリでいいですが、それなりに付き合ってきた人を切り捨てたりしちゃダメです。割れてしまったグラスは元には戻りませんが、人と人との関係に形はない。元のとおりにだって戻るはず。

きちんと話せば、関係は前より深まるかもしれない。ケンカ別れなんてお互いに不幸。心に傷を作っちゃう。ふと思い出したとき、何度も胸がチクンと痛むでしょう。傷口は放っておかずに、修復すればいいんです。顔と顔とをつきあわせ、きちんと話してみたらどうでしょう。

メールもいいけど、面と向き合ってみれば、なーんだ、そういう意味だったのかって自分の勘違いに気づくかもしれない。そんなに深く傷ついて、そんなに反省してたんだ、わかんなかったよってなるかもしれない。**メールの文字が伝えられることより、向き合って伝わることのほうがずっと多いはずだから。**ケンカ別れと仲直り。そりゃあ、仲直りのほうがずっといい。

次はきっとうまくいくよ
Tomorrow is another day.

生きていれば、知らず知らずのうちに誰かを傷つけてしまうこともあるでしょう。自分が傷つくこともある。許すというのは自分に対するギフトです。誰かを恨み続けるエネルギーって半端ないから、そのうっとうしさから離れるということです。

「許してあげる」って言ってみて。すっきりするでしょ。もう相手に嫌な気持ちを抱かなくてもいいってこと、嫌な感じにならなくていいってことです。もう恨んだり、怒ったり、呪ったり、つらい気持ちにならなくていいってこと。ほら、反省しているみたい。言ってあげよう、「次はきっとうまくいくよ」って。

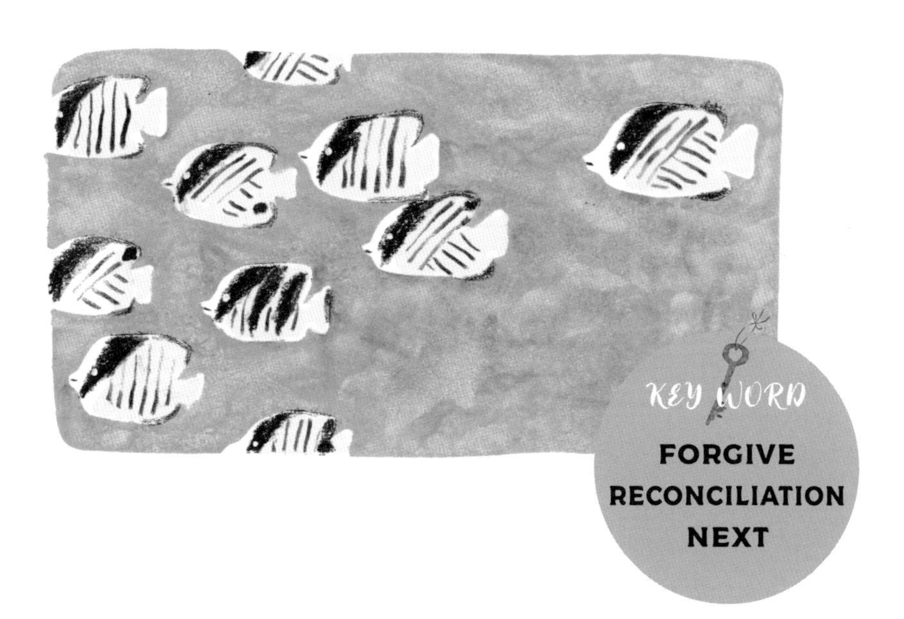

29

NOと言う

Say, No.

押しの弱さ

Weak-willed.

不満や疲労感を抱えながら、NOと言えずに仕事を抱え込み、つらい思いをしたことはありませんか？　にっこり笑って引き受けてはみたものの、いっぱいいっぱいになり、なんとかやりはしたものの中途半端になったことはないですか？　我慢に我慢を重ね、ある日どうにもならなくなって「辞めます……」というようなことはないですか？

なぜあのとき、できるかどうかもわからないことを引き受けてしまったのでしょう。嫌われたくなかったから？　怒られたくなかったから？　よい人だと思われたくて？　あなたはNOと言えないやさしい性格なのかもしれないし、人のために何かをやってあげられることを自分の喜びだと思う人なのかもしれません。

それはそれで、すばらしいことです。あなたは頼りにされ、嫌われることなど滅多になく、よい人といわれ続けます。そんな人生もいいでしょう。でも、たまにはNOと言うことができたらどうですか。もっと気楽になるかもよ。言いましょう「NO」と。

粘り強く

Perseverance.

本当にそれはあなたがやるべきことでしょうか。相手に質問をしてみましょう。なぜ自分にそれをやってと言うのか。あなたのことを大切に思ってくれている人ならば、丁寧に説明をしてくれるでしょう。

「誰よりもあなたが上手だから」、「たいへんだけど勉強になるから」、あるいは「何をゴチャゴチャ言っているんだ、これは君の仕事だ!!」と言われるかもしれません。それもそうだと思ったら黙ってやりましょう。

しかし、そうは思わないのなら、今回はきちんと聞きましょう。「なぜ私がやるのか、納得のいく説明をしていただけないでしょうか」と。そしてなるほどと思ったら、「はい」と引き受けましょう。

やります、でも……／やりません、でも……

Yes but./No but.

条件付でYESと答えるのはどうでしょう。「やります。締め切りを延ばしてくれたら」、「やります。他の仕事をやってくれるのなら」、「残業手当を出してくれるのなら」なんていうのもありかもしれません。すべてを抱え込んでしまわぬよう、「条件を呑んでくれるのならやります」と答えます。

もう１つは条件付のNOです。「いまは忙しいので無理ですが、ひと段落したらできると思います」、「いまはお引き受けできませんが、いつかチャレンジしてみたいので、また声をかけていただけませんか」というように、NOには違いないのですが、断る理由をきちんと伝える。または、いまはNOだけど、今後YESになる可能性があることを伝えておくのです。こうすることで相手の不快感を軽減し、あなたの気持ちも楽になるでしょう。

しかし、このような条件をまるで無視してキレる人は、あなたに頼まなくても自分でやれる人だと思います。ただ自分でやるのが面倒くさいので、断らないあなたに押し付けているのかもしれません。こういう人の餌食にならないようにしなければなりません。

不滅の言葉
Timeless words.

もし客観的に無理だということが伝わらない相手であれば、「う～ん……」としばらく渋ってみるのもよいでしょう。とりあえず嫌なんだということを伝えておきます。そして取りかからずにいます。やる気がないことが伝われば、相手も考えるでしょう。

そこであなたにネチネチ言ってくるようなら、今度はハッキリ「嫌です」と言います。いままであなたはそのようにストレートな表現を避けてきましたね。そんなあなたの珍しくきっぱりとした一言はとても効果的です。鮮やかに「嫌です」と言いましょう。あなたを見る目が変わるはず。そして、今後は無理難題を吹っかけてくるようなことはなくなるでしょう。

やるべきことがある
We have duties to ourselves.

考えてみましょう。NOと言う人と言わない人と、どちらのほうが魅力的だと思いますか？　きちんとNOを言える人ですよね。あなたは人に嫌われたくないとか、相手のことを思いながらも、あまり魅力的じゃないかもしれません。「も〜またそんなこと引き受けちゃったの!?」なんて、周囲をちょっとイライラさせているかもしれません。

やることはやるけど、できないことは引き受けない。チャレンジはするけど無理はしない。人にはやさしく手伝いもするけれど、使い走りにはならない。そんな魅力的な人を目指しましょう。たまにはNOと言いながら。

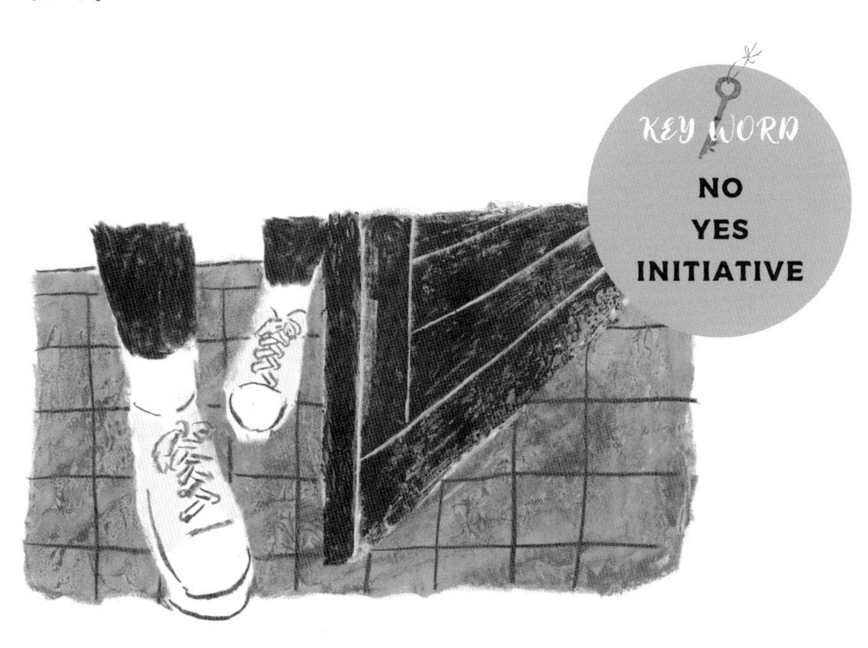

30

やるときゃやる

Rise to occasion.

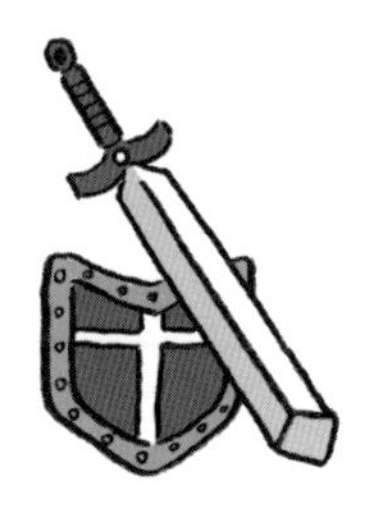

やるときゃやるのだ

Determination.

　ダイエットをしました。私は友人との食事会や飲み会、仕事の打ち合わせやミーティング、出張などが重なると、週３〜４回外食というのも珍しくない。グルメだという評判らしく、お店を厳選してセッティングしていただくことも多い。そんな食生活で、そもそも太らないことが一苦労。

　ダイエットはたいへんでした。友人にサポートを頼み、毎日毎日体重報告。厳しいレスポンスに耐え、ゴールはそのサポーターと参加する講演会当日でした。日曜日が最終の計量だというのに、水曜日は先生と鱧しゃぶ、木曜日は友人とイタリアン、その次の日もイタリアンと続き、前日は講演会の懇親会。絶望的なスケジュールでした。

　がしかし、やりきりました！　炭水化物に手を付けず、最後は水すら抜きました。体に悪いのは百も承知。でも、健康第一でダイエットなんてできないって。ゴール達成への決心は固い。倒れるほどに食べないわけじゃないし、夜は豪華なメニューです。健康のためなんて言っちゃって、つまみ食いしているから痩せないの！　ホントにその一口は健康のため？　ただお腹空いたからじゃないの？

生半可な決心で、困難なんて乗り越えられるわけないです。自分に甘くしてないで、やるときゃやる。ムチャは承知でやるときゃやるの。やるときゃやるってそういうこと！

有言実行

Carry out one’s word.

やるときゃやるというからには、その「やること」は何かたいへんなことでしょう。どこかの会で発表、認定歯科衛生士の試験、苦手な歯周治療を克服するため、難しい本を読破する、などなど。どれもステキなチャレンジですね。やりきれば絶対に成長できるもんね。やったほうがいいですよ。難しいし、めんどくさいし、いろんなことを犠牲にしないとできないでしょう。仕事の合間の休息、家族との時間、寝る時間。とてもたいへん。

でも、もしやりきったらどうでしょう。自分のことが好きになるのは間違いない。周りの評価が上がるのも、間違いないです。いいねいいね。すごくいい。やりきるべきです。自分にも周りの人にも、やるときゃやる人間だってこと、見せてやろうじゃないですか！

そう決めたら、いまがチャンス。よくぞ決めた。やるって決めたあなたはえらい。そしてツイてる。このチャンスを活かさないと、女が廃りますよ。

やらなきゃいけないことならば

You’ll never walk alone.

ちょっと自信がないって思うなら、あなたのことを心から思ってくれる誰かに宣言しましょう。「私、やります！」って。その人はあなたの努力をいつも讃えてくれる。「すごいね」、「えらいね」、「頑張るね」って。その人はくじけそうになったら支えてくれる。「いまだけだよ」、「ちょっとお休みして、また始めよう」、「全然問題ないよ」って。そして、あなたが怠けていたら、「おいおい、ちょっと何してんの」ってハッパをかけてくれる。

誰かの手を借りて達成するのも悪くない。あなたがやりきったら、その人も一緒になって喜んでくれる。目標達成だけじゃなく、あなたの役に立てたこと、その体験をくれたあなたに感謝をしてくれるはずです。

もし、あなたがサポーター側だったらそう思うでしょ。何かに向かって頑張っている人を応援したい。自分にできることがあったらやってあげたい。だって、それをやりきれば、絶対いいことあるもんね。もし、やりきることができたなら、一緒になってお祝いしたい。やったぁー!!って。達成した喜びを分かち合いたい。

サポーターをつけるのはもちろん自分のためだけど、そんなステキな体験を共有する、相手のためにもなるんです。

心機一転

Turn over a new leaf.

やるときゃやるということは、やらないときゃやらないってこと。やらなくていいことは、すっきりやらない。「やりません」って宣言しましょう。気の重くなるような頼まれごとを引き受けて、ダラダラ先延ばしにしていると、ずうっと気が重いです。断ることも大切です。きちんとできない理由を説明しましょう。相手が「なーるほど」と思うような理由を考えて、勇気を出して断りに行くんです。

もし断れたらどうよ。楽になると思わない？　もうそのことは考えなくっていいってことよ。いいよねぇ、それ。さあ、勇気を出して行きましょう。

でもね、やることが自分のためになるというのなら、もう一度「やる」ことを選び直すんです。大事なことをやらないなんて、それは単なるさぼりです。

いいですか。やればできます。やらなきゃできない。当たり前です。そんな簡単に成長とか、成功なんてないですよ。困難だから成果も大きい。だからこそ、やることを選ぶんです。そして、やるときゃやるんです。いまがそのときなんだから。

KEY WORD

DETERMINATION
CHOICE
EFFORT

31

なぜそうなったのか

How come?

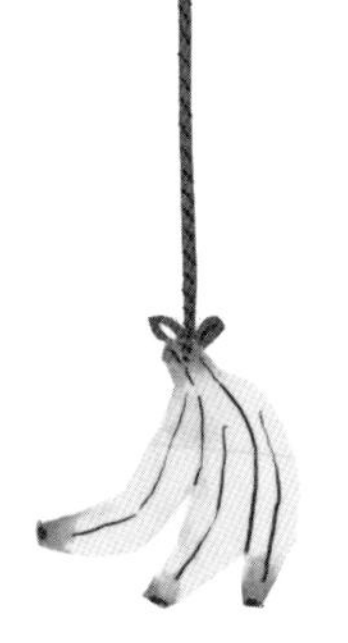

ソフトな対応は怒りを追い払う

A soft answer turns away wrath.

　むし歯があると来院した２歳半の女の子、チェアーに乗るなり大絶叫。「いや──!!!!!　いや──!!!!!」。隣近所が虐待かと心配になるような大声をずーっとです。ものすごい体力。母親に連れられ、とりあえず歯科医院までは来たものの、チェアーに座ったら恐怖はMax。おとなしく口を開けることなどまったくできず、ただただ「いやー！」とか、何もされていないのに「痛いぃぃぃぃぃ！」と大暴れ。

　こちらはいろいろと提案をしたり、気を紛らわそうとしたり、なだめたり、褒めたりあれやこれやするのですが、そもそも、自分をこれからひどい目に遭わせようとしているであろう人の言うことなど、まったく聞く気はないのでどうにもなりません。

　ばりばりビジネスウーマン風のお母さんは「やんないと、歯が全部抜けちゃうんだからね!!!!」とか「ものすごく痛くなっちゃうけど知らないからね!!!!」と絶叫し、これまた手がつけられない。お母さんをなだめるのも一苦労。

「今日はまずお椅子にお座りできたので褒めてあげて、次は頑張ってやりましょうか」という提案も、「私忙しいんですけど今日はやってもらえないですか!?」と聞き入れようとしません。「もう時間もありませんし、次の患者さんがお待ちなので」と言っても、「何度も連れてくることなんてできないので！」と譲らない。さすが親子、とっても似ている。

そもそも、何でそうなったのでしょう。たぶんお母さんは来院前に、いっぱい脅したんじゃないかな。仕事が忙しいのに歯科医院に連れていかなくちゃいけないこの状況は、「あなたがちゃんと歯を磨かせないからよ！」と責めたのでしょう。

２歳半でちゃんと磨くのは無理だと思う。お母さんは「歯科医院は誰もが行きたくないものすごく嫌な場所。歯科治療は超不愉快で、行かずに済むならそのほうがずっといい。もし行くはめになるときは、もれなく苦痛を伴う。そして、今日がその日なのだ！」、そんなイメージを確実に植えつけてから来たと思うな。

「歯に黒いのがちょっと付いてるから、お医者さんに行って、やさしい先生に取ってもらって、ピカピカにしてもらおうね♡」なんて説明では絶対になかったと思う。

他人をいろいろ言う前に自分の頭の蠅を追え

Mind your own business.

その後、お母さんは娘さんに「あなたが今日治療を拒むなら、あのとき歯科治療を受けたほうがよほどマシだったと思うような地獄が待ち受けているのだ」という印象を強く与えるような、長年小児を見ている私ですら恐怖に怯えるコメントを連発。

治療は嫌だと泣き叫んでいた子は、次第に「治療をするんだ!!!!!」

と泣き叫び始めました。今日ここで治療を受けないと、ずいぶんひどい目に遭いそうだもんね。だからといっておとなしく口を開けてはいられず、「やるんだ、やるんだ、やるんだ!!!!」と大泣きしながら大絶叫。セリフが変わっただけで状況は変わらず、当然治療はできません。子どもはぎゃーぎゃー、お母さんもぎゃーぎゃー、担当医は途方に暮れる……。

さて、なぜう蝕になったのでしょう。答えは簡単、お菓子を食べていたからでしょう。それも頻繁に。お母さんが、むし歯になるかもしれないと思いつつ、与え続けていたからでしょう。

そこを改善しなければ治療をしても同じこと。おとなしく治療ができるようになっても、う蝕は止まらない。「この子が欲しがるから」という保護者の責任転嫁な言葉など、鵜呑みにできるわけもない。そもそも子どもが欲しがるもの、やりたがることをすべて自由にやらせているわけじゃないでしょう。「勝手に冷蔵庫から出して飲んじゃうんです」というジュースだって、小さな子どもが自分で買ってきたわけないもんね。

上流へ向かえ
Going upstream.

なぜそうなったのでしょう。問題の根は意外と深い。あるお母さんは、とても食の細い子で、こんなに食べなくて病気になったらどうしようと心配で心配で、悪いとは思いながらも、これなら食べるという甘い物やジュースをあげてしまっていた。「この子には本当に悪いことをしてしまった」と、涙を浮かべてそう言いました。

あるお母さんは経済的な理由で仕事を始め、保育園のお迎えには間に合わないからお姑さんに頼んでいる。子どもが言うことを聞かないとか、何かを壊したとしょっちゅう文句を言われるけれど、他に預けるという選択の余地はない。そのおばあちゃんが孫にあげるおやつのことで、これ以上言い合いをしたくない。また、孫の笑顔が見たくてしょっちゅうスイーツを買ってくる旦那の両親に、「そういうのはあげないでほしい」と言い出せない。

ある子どもは、飲み物はいつもコーラ。パパが好きで、冷蔵庫に常備されているから親子で一緒に飲んでいる。

なぜこの子たちはう蝕になるのだろう。ほとんどの子どもは大人の都合や無知、甘い考えによってう蝕になる。私たちはその片棒を担いでいないだろうか。「だって」と言い訳をする大人に「ですよね」と同調してはいないだろうか。

原因が大人にあるのなら、その考えを変えてあげるのが私たちの使命。朝から晩まで大忙しのお母さんの、そのたいへんさにも理解を示し、授かった孫をこの世で一番とかわいがるおじいちゃんとおばあちゃんの気持ちにも寄り添って。でも私たちはただの友だちじゃないんだから、そこから１歩を踏み出して、「この子の歯を守るのは、あなたにしかできないことだから」と伝えなくちゃ。

あなたの大切なこの子を、私も本気で守ってあげたいと思っている。私たちが本気出さなくて、誰がこの子を救えるだろう。

KEY WORD

BEHAVIOR
ROOT
UPSTREAM

32

見直す

Let's review.

灯台もと暗し

Go into the country, to hear what news in town.

　患者さんに衛生用品の説明をしますよね。「歯ブラシはこういうのがいいですよ」、「あなたに合った歯間ブラシのサイズはこれです」と。患者さんは「なーんだ、硬いほうが汚れが取れると思ってました！」とか「サイズが全然合っていなかったんですね！」と新しい発見を喜んでいらっしゃるのですが、予約をとり、治療費の支払いを済ませるとそのまま帰ってしまう。買いたくないのではなく、買い忘れてしまうのです。

　私もそうです。歯ブラシの色を受付で選んでもらおうと思って、その場で渡さなかったり、受付に歯間ブラシのサイズを伝えにいこうと思って忘れたりして、「うわー出し忘れた！」ということになるわけです。

　あるときふと考えました。「何かいい方法はないかな」と。そこで衛生用品が書かれたカードを作ってもらい、説明したらすぐカードをカルテに挟むようにしたのです。それ以来、出し忘れはなくなりました。なんでもっと早くにやらなかったんだろう。こんなに簡単に解決するのに。ちょっと考えてみれば、あっという間に解決することでした。

　もしかしてと探してみたら、他にもいくつかありました。置き場所を変えたり、誰かにやってもらうようにすることで、いままでやりにくかったことが、いとも簡単にできるようになりました。あなたも見直してみましょう、いつもの医院を。見直してみましょう、いつもの一日を。改めて見直すと、ちょっと変えれば、仕事がめちゃくちゃ楽になることありますよ。

念には念を

Inside and out.

大掃除で見つけた意外な物ってあるでしょ。なんでここにこんな物が？　なんでこんな物をいままで捨てなかったんだろう、もう使わないのに、もう使えないのに。家の冷蔵庫にもないですか？　いつも見ているはずなのに見過ごしてしまう物。さあ、ポケットにメモ用紙を入れて、院内探検に出かけましょう。

まずは、緻密な探偵の気分になって医院を見てください。何か具合の悪いものはないですか？　汚れている場所はないですか？　使いにくい道具はありませんか？　歯科医師の立場で見てみましょう。受付の立場で見てみましょう。どうですか？

次は患者さんの視点で見てみましょう。もし自分が初診の患者さんだったらどうでしょう。初めていらした方でも、トイレの場所はすぐにわかりますか？　待合室の古くなったポスター、半分枯れてる植木鉢、破れた本。また、こういうのがあるといいのに、というものはありませんか？

次は子どもの視点で見てみましょう。お年寄りの気持ちで見てみましょう。医院の外から見てみましょう。最寄りの駅から歩きましょう。近寄って見てみましょう。朝昼晩、時間を変えて見てみましょう。細かいこともきちんともらさず見てみましょう。
　小さなことでもたくさんのことを変えると、仕事はとてもやりやすくなります。そして、医院は大きく変わります。スタッフ全員で調査開始。みんなでチェック項目を持ち寄って、どうしたらよくなるのかを考えましょう。

大きな樫もドングリから

Great oaks from little acorns grow.

　小さな改善点を見直すのも大切ですが、大きな改善点の見直しはそれ以上に重要です。あなたの医院は何をめざしていますか？　院長がどんな医院にするつもりなのかを知っていますか？　そのために何をするのかをはっきりさせ、行動を起こさないといけません。よい医院であればあるほど、もっとよい医院にしようとするものです。変化が要求されます。変化を続けることはよい医院の第一条件です。
　まずはみんなで目標をはっきりさせる。そして目標とする医院になるために何をすればいいのかをリストアップしましょう。診療の流れや、スタッフ、道具、勉強すべきこと、マスターすべき技術を見直してみましょう。何をやるのかは書き出しましょう。医院全体の見直しです。
　必要なのは定期的なミーティング。小さな問題点を話し合うミーティングも重要ですが、大きな道について話し合うのはもっと重要です。そして、振り返りをすることも大切です。一度話し合っただけで終わりにせず、日にちをあけてまた、できていることとまだできていないことをはっきりさせて続けます。
　前方ばかり見るのではなく、新たに生じた問題はないか、脱落しそうな人のフォローもしましょう。見直しは、諦めの気持ちで見てしまうとただ後悔ばかりが見えちゃいます。「やったけどうまくいかなかった」、「何度も言ったけどダメだった」、「私はやったけど○○さんはやっていない」、そういう後ろ向きな気持ちはちょっと脇に置いて、まっさらな気持ちで見直しましょう。

一度はできなかったことでも、やり方を変えてやってみれば、次はできるかもしれません。言い方を変えれば、聞き入れてくれるかもしれません。何度も言っていれば、やってくれるかもしれません。どうすればうまくいくのかを考えましょう。そのための見直しなのですから。うまくいきそうな作戦をまた考えましょう。諦めないで！

KEY WORD

REVIEW
CHANGE
CONTINUE

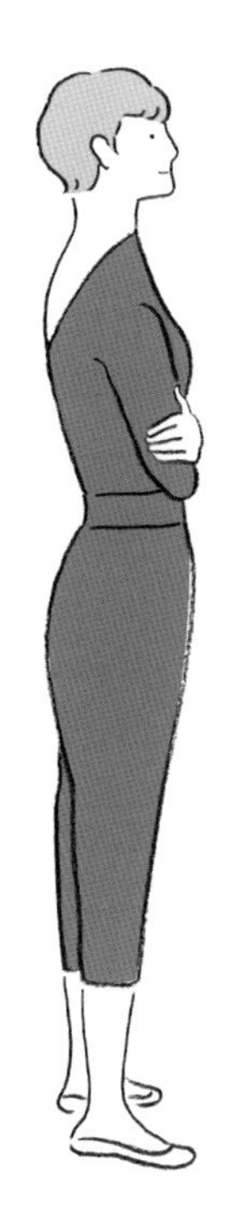

33

片づける

Let's get organized.

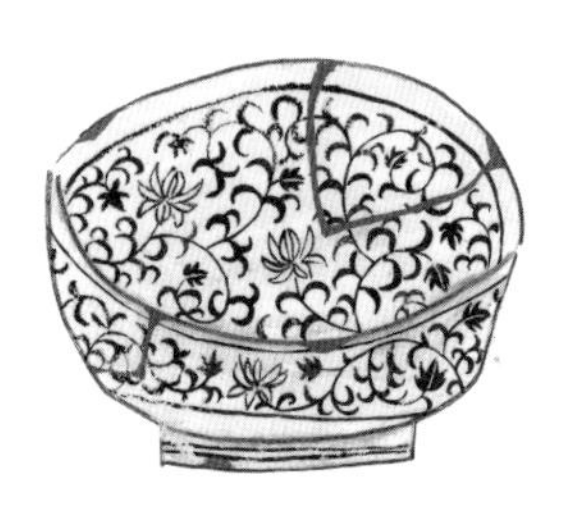

大掃除

Spring cleaning.

年末に大掃除をするじゃないですか。あれってツラいものがありませんか？　なんせ寒い。部屋を閉め切って掃除をするとほこりが舞う。だからといって窓を開けていると寒くて動くのもツラい。窓を拭いていると手がかじかむ。手が荒れる。

もっとあったかい季節にやりませんか？　たとえば5月、さわやかでお天気もいい。今日こそお片づけ日より。部屋が散らかっていると、どこに何があるかわかりません。欲しい物があっても探すのに一苦労。片づけを終えると「すっきりする」って言いますよね。そうなんです。**片づけというのは、物理的にだけではなく、気持ちをすっきりさせるのです。**つまり、ごきげんになるってこと。

余計な物

Unnecessary things.

ちょっと部屋を見回してみてください。ここ３年間は触れていない物がありますよね。いざとなったら使おうと思っている物でしょう。ところがいざとならないんですよ、滅多に。

そして、見回すまで忘れていた物。消えても気がつかないような物。あなたはいまの景色を見慣れてしまっていて、そこがいつの間にかうっそうとしたジャングルになっていることに気づかないでいるのです。
その草むらをすべて刈り取ってしまった後、身の回りがどれだけすっきりとするのか想像してみてください。広がる景色にさわやかに吹く風。身も心も軽くなるのは間違いありません。

ただの思い出

He is only a memory to me.

思い出は大事です。しかし過去に引きずられているってことはありませんか？ “ドキッ！”思い出と過去を混同してはいけません。思い出はとっておいて、暗い過去やどうでもいい過去はとっとと捨ててしまいましょう。後ろを見ていると、未来にあるすてきな出会いに気づくことができません。

経費削減

Cost trimming.

在庫はお金を生みません。毎日どんどん売れる歯ブラシの在庫ならともかく、倉庫に積まれている在庫は使えないお金にすぎません。いつか売れるかもしれないけれどここ２〜３年売れたことのない物が、収納スペースを占領してはいませんか？
バーゲンのときに大量に物を買い込む癖がある人は、実際は節約家ではなく浪費家である可能性があります。いつか使うであろう物は、いつかを待ったまま放置され忘れられ、期限切れとなり、いらない物になるのです。ご注意ください。

人生を片づける
Organize your life.

ではお片づけを、歴代のアメリカ大統領に受け継がれてきた「アイゼンハワー方式」でやってみましょう。始めに床を４つに区切ります。そして、その場にある物を、１．捨てる物、２．人に任せる物、３．重要または緊急の物、４．スペシャルプレイスの４つに分けます。そして、最初に捨てる物から順番にお片づけを始めます。

１．捨てる物

いまどきWebで検索をすれば、たいていのことはわかります。本やパンフレット、説明書なども検索可能ですから、できるだけ捨てちゃいましょう。雑誌はどうしても必要なページだけを取り出してもよいでしょう。そして、たぶん来年には捨てることになるでしょう。どうしても必要ならスキャンすればいいでしょう。それが面倒ならそれほどいらないものでしょう。

２．人に任せる物

人になんか任せられない、任せる人がいない、友だちがいないというあなたの周りには、かなりの物が溜まっていることでしょう。任せることで人を育てることになるのだという信念のもと、誰かに振ってしまいましょう。任せられないという人に限って、命令ばかりして嫌われているという傾向があります。上手にお願いをしましょう。

３．重要または緊急の物

ここに置かれた物は、重要または緊急ですから、すぐに片づける必要があります。まずは、優先順位を決めましょう。そしてとっとと片づけてください。

4．スペシャルプレイス

お片づけをしながら同時に処理できることのコーナーです。FAXする注文書、電話をするメモ用紙などです。電話がつながらなかったら、このコーナーに置きっぱなしにするのではなく、重要または緊急のコーナーに置いて再度電話をします。ここに置いてよいのは、片づけをしている間だけです。片づけが終わったとき、ここには何もないようにします。

ある物はすべて４つのコーナーに分けます。中間だとか他のコーナーを勝手に作ってはいけません。それがお片づけ成功への鍵です。

集中すること

Power of Concentration.

お片づけはダラダラやってはいけません。ダラダラしていたからこそ、散らかってしまったのです。せっかく片づけを始めたのですから、集中してやりましょう。ガラクタが一掃されると、力がみなぎってきます。ガラクタはやる気を阻害し、自信をなくすからです。なんとなくやる気がでないなぁ〜と思っていたのは、ガラクタのせいだったのです（ということにして)。すがすがしいこの感じを忘れないように。

- 出したらしまう
- しまうときはきちんとしまう
- 落ちている物は拾う
- 拾った物はすぐしまう
- いますぐにできないことはまとめておく
- 忘れそうなことはメモをする
- 壊れたら捨てるかすぐに修理をする

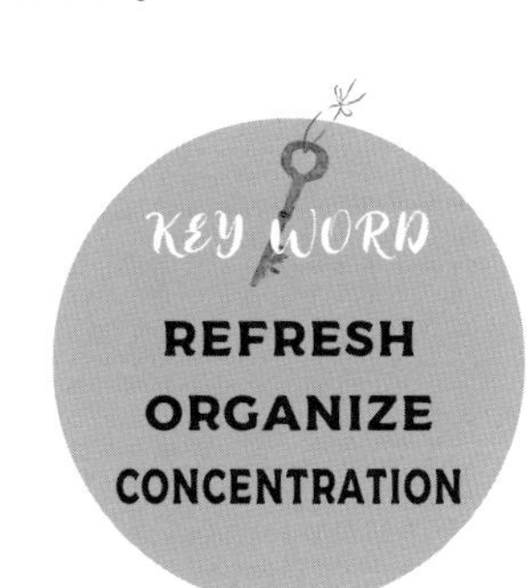

34

迷惑をかける

Nuisance.

橋を渡る前から橋の心配するな

Don't cross the bridge till you get to it.

そもそも人は、生きているだけで何かに迷惑をかけるものじゃないですか。誰かや何かに頼らなければ、生きてはいけない。「食べる」という行為からしてそうです。生き物の命をいただいて私たちは生きている。作ってくれる人、運んでくれる人、売ってくれる人がいなければ手に入れることだってできません。私たちは、一日中誰かの助けを得て生きている。

あなたのしていることだってそうです。一日を振り返れば、自分にとっては些細なことかもしれないけれど、たくさんの誰かのためになっていた。あなたが元気でいたから家族は笑顔でいられた。あなたがいたから診療はスムーズに終わった。あなたが電車に乗ったことで、駅員さんの仕事は成り立った。みんな助け合って生きている。

人は石垣、人は城

Better a castle of bones than of stones.

大好きな人のために、何かをやってあげるのは“迷惑”でしょうか。そんなことないですよね。自分を支えてくれている他のスタッフのため、ちょっとだけ朝早く出勤する。お昼は練習に付き合ってあげる、夜残って相談に乗ってあげる。それは迷惑ですか？　自分も毎日助けられてる。

そんなスタッフが「迷惑だろうから」と遠慮して、ストレスを抱え込んだり、スキルアップできずに仕事を続けるんじゃかわいそう。声をかけてほしい、「お願いできますか」って言ってほしい、そう思います。

あなたもそうです。**誰かに「手伝って」と言うことは、迷惑なんかじゃありません。**

案ずるより産むが易し

Fear is often worse than the danger itself.

あるママさん歯科衛生士がセミナー講師に選ばれました。とても真面目で仕事熱心、きっとたくさんの人の心を動かすはずです。でも、赤ちゃんの具合が悪くなったら、ご主人は仕事の関係で彼女に代わって急に仕事を休むことができない。彼女は迷惑をかけるんじゃないかと不安に思っていた。

でも、周りの先生方は「連れてくるなら、講演の最中は僕がみてあげるよ」、「もし具合が悪くなったら、自分が病院に連れていきます」。私も「何かあったら私がやってあげるから大丈夫よ」と言いました。彼女は「ご迷惑でしょうから」と言うのですが、そんなの迷惑じゃないです。私たちの負担より、彼女の話を聞いて「この仕事、本気出してやろう！」と、目を輝かして動き出す受講者が何人も育つなら、そっちのほうがずっと私たちだってうれしいもん。

子どもという存在自体が、見方によっては迷惑の塊じゃないですか。言うことは聞かない、散らかしまくる、心配かけまくる、お金かけさせまくる。そんな子どもを育てながら仕事をするというのは、家族にも仕事場にも迷惑をかける可能性があるということです。そんなの当たり前。

保育園が決まり、ようやく仕事に復帰となった途端、子どもが熱を出すのはなぜでしょうね。子どもは一人じゃ生きていけない。その大切な保護者を失うことは命にかかわることだから、体を張って自分を守っているのかもしれない。代わりに見てくれるおじいちゃん、おばあちゃんが近くにいればいいけれど、もしそうでないなら、仕事を急に休まなくちゃいけない。医院にとっても本人にとっても負担になるでしょう。

でも、**子育てするママを支えるのは社会の義務だと、私は思う。**たった一人で誰の手も借りず、子育てしながら仕事なんてできるもんじゃありません。きっと私たちも、たくさんの人たちに迷惑をかけて生きてきた。みんなで助けてあげなくちゃ。

恋に汚い恋はなく、牢に落ち着く牢はなし

No love is foul nor prison fair.

子どもができればママと呼ばれる人になりますが、ママとしての仕事をこなすのは容易じゃありません。試験に受かれば歯科衛生士と呼ばれる人にはなりますが、ちゃんとした仕事をするのは容易じゃありません。その両方を全部一人で完璧にこなすのは無理な話。身体は一つしかないですし、時間は24時間と決まっている。迷惑、かけちゃってください。

でも、いつまでも子どもは子どものままじゃない。いつかママの手を離れていく。迷惑かけるのも、そんなに長くはありません。かける迷惑より、ママさん歯科衛生士が支える患者さんが受ける恩恵のほうがずっと大きい。

どちらも本当にかけがえのない役割じゃないですか。せっかく巡り会ったわが子と仕事。**ママだからって学ぶことを諦めず、患者さんや私たちの支えになっていてください。**医院のことも、どうか育ててやってください。

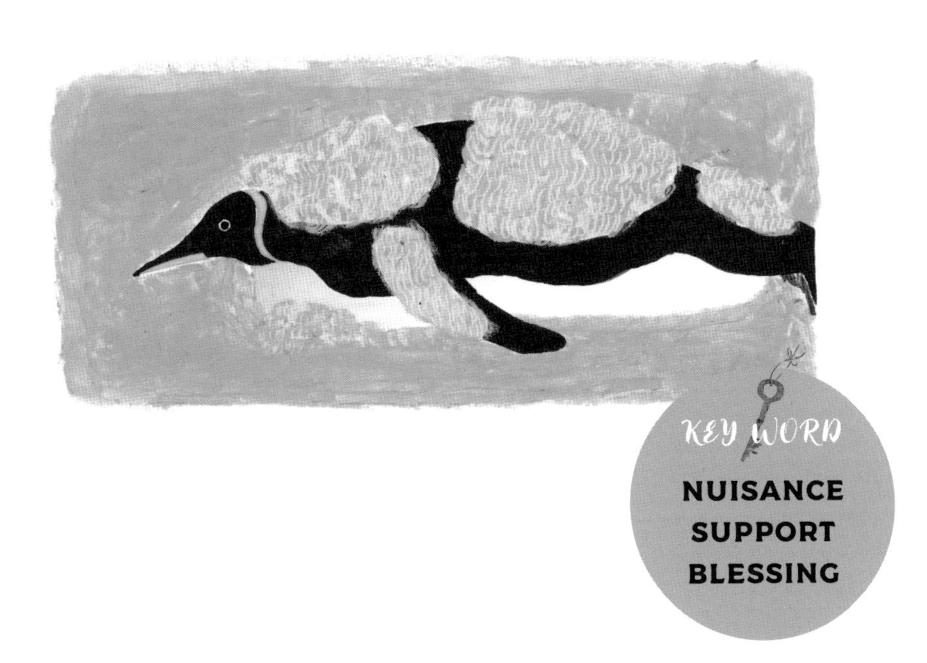

35

言っていること・やっていること

What you say. / What you do.

嘘つきには記憶力が求められる

A Liars should have good memory.

やるって言ったのにやっていないことはありませんか？ 「今度から気をつけます」と言ったものの、またしでかしてしまった失敗。「忘れないようにメモしておきなさい」と言われ、メモはしたのにそのメモを見忘れてしまう。そんなあなたは嘘つきでしょうか。

そんなことはないですよね。そのときはやろうと思った。そして、「やります」と言った。でも忘れてしまった。確かにあのときは“今度こそ失敗するまい”と思ったのに。なぜそんなことになってしまったのでしょうか。なぜ言ったことをやれなかったのでしょうか。

患者さんに歯間ブラシの重要性についてきちんと説明をした。患者さんは「毎日きちんと歯間ブラシを使わないとまた悪くなっちゃうわね。ちゃんとやらなくちゃ」と言っていたのに、１週間経ったら「いや〜なかなか難しくって、とてもじゃないけど毎日なんてできないわ」なんて軽く言っている。

この患者さんは、本当に毎日歯間ブラシをしてみて、鏡と首っ引きでいろいろ試した挙句にできないという結論に達したのでしょうか。それともほとんどやっていないのに、「難しくてできない」なんて言い逃れをしているのでしょうか。なぜかわかってしまうんですよね、やっていないことは。

この間は確かに思ったんですよ「やろう！」って。あのときは。

言い逃れ
An excuse.

人は思ってもいないのに「Yes」と言ってしまうことがあります。なんとなく話の流れで「Yes」と言うこともあるし、相手に説得されてついつい「Yes」と言ってしまうこともある。

歯科医院で歯科衛生士を目の前にして、「歯間ブラシなんて面倒くさいからやりたくないです」なんてとてもじゃないけど言えないし、やったほうがよいことは十分わかったので、とりあえず「やります」と言っておく。人は追いつめられるとそこから逃れるために、一時的に「Yes」と言ってしまうことがあるのです。

これ以上この話は聞きたくないとか、おっしゃることはごもっともだとか、断ると面倒なことになりそうだとか。時には相手を傷つけたくないがために「Yes」と言ってしまうこともあるでしょう。そういうときに言ってしまう「Yes」は、それほど練られたものではないので、その後に矛盾したことをしてしまうわけです。

「約束をした」と思っている自分は「裏切られた」とショックを受けるのですが、たいして思い入れもなかった相手としては、「いやぁ～ついつい」とか「やろうと思ったんですけどねぇ～」と軽々と言い訳してくるわけです。

言うは易し行うは難し

Easier said than done.

人はやらねばならぬことをやるわけではなく、やりたいことをやるのです。口ではいろいろ言いますが、行動こそがその人の本当にやりたいことを雄弁に語るのです。言っていることをそのまま聞くのではなく、やっていることに注目しましょう。

「歯間ブラシは大事よね」と言っていても、やっていなければ、「行動に移すほど大事だとは思っていない」というのが真相なのです。言っていることに翻弄されてはいけません。したがって、患者さんが行動に移そうと思うくらいに、モチベーションを上げる必要があるのです。

「行う」というのは、「言う」ほど簡単ではありません。なぜやらないのだろうと悩む前に、「それほどはやりたくないんだ」というところからスタートしましょう。そして、どうすれば実際に行動が起こるのかを考えましょう。

あの人の人生ですもの

It is your life, not mine.

何度言っても片づけない院長。何度言ってもやらないスタッフ。何度言っても歯間ブラシをさぼる患者さん。「何度言ってもやらないんだから！」と腹を立てる前に、「何度言われてもやらないくらいにやりたくないんだ」と理解しましょう。

本当にやりたくないんです。口ではいろいろ言いますが、ものすごくやりたくないんです。やりたければ、とっくのとうにやっています。相手がものすごくやりたくないんだということがわかりましたね。では考えましょう。どうしたらそういう人を動かすことができるのかを。それはあなたの仕事の一部でもあるのですから。

でもさ、ものすごーくやりたくない人に何かをやらせようとするのは、やめてみてもいいかもよ。あの人の人生ですもの。何をするのか、どうなりたいのかはその人が選ぶのです。

KEY WORD

WORDS
ACTION
MOTIVE

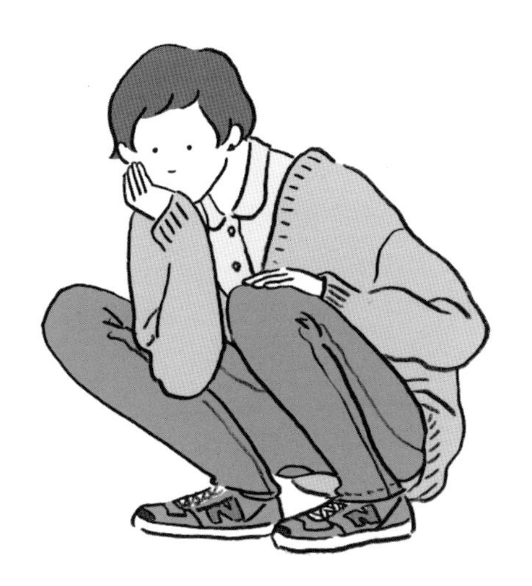

36

他己評価

Third-party evaluation.

悪循環

Vicious circle.

いつもつまらなそうな顔をしている人がいます。うまくいった話や褒め言葉はなく、何にでも文句を言っています。暑いの寒いの。だるいの眠いの。だらだらと仕事をしていたと思えば、怒りをぶつけるように人を押しのけて動いています。笑うのは誰かの悪口を言うとき。「あのシャツ、ダサくね？」、「バカじゃないの」、「マジうざい！」。人を非難しながら大笑いします。楽しいわけでもないのに。

先輩や院長からのアドバイスには、「どうして私にだけ言うんですか」と目も合わせずにふくれっ面。機嫌が悪ければ平気でガン無視。元気なときは「そんなこと言うなら辞めます！」と脅し。面倒なので近寄らずにいると「感じ悪い」と陰口。まさに手の施しようがない。

「バカみたい」がキーワードになっているようで、楽しそうにする＝バカみたい。頑張る＝バカみたい。人のために何かをする＝バカみたい。なんでもかんでもバカみたい。そんなことで人生楽しいのだろうかと思うのですが、もちろん楽しくなんてないので文句を言い続ける。

そんな人に心温まる彼氏ができるわけもなく、できたとしても、鈍感彼氏とのデートが盛り上がるわけもなく、ラブラブな後輩の話を聞いて、さらに文句はエスカレートしていくのです。恐ろしや恐ろしや。

お互いさま

Live and let live.

もしも本人に、「彼女のような人のことをどう思うか」と聞いたなら「憧れる♪」なんて多分言わない。そんな人になりたいと思ってなっているわけじゃない。自分が与えている影響なんて、考えたこともない。

でも、あなたはちょっと考えてみてください。あなたの周りの人は、あなたのことをどう思っているでしょう。好かれている？　困ったなって思われている？　あなたにどんな歯科衛生士になってもらいたいと思っているでしょう。どのように仕事をしてほしいと思っているでしょう。患者さんはどう思っていますか？　あなたの先輩や後輩は？　院長や周りの人たちはどう思っているでしょう。

さあ聞いてみましょう。もっと勉強してほしい、早く動いてほしい、最後まで話を聞いてほしい、やさしく接してほしい。知識や技術、コミュニケーション、いろいろな部分で望まれていることがありますよね。周りの人がするあなたへの評価、これを他己評価といいます。**周囲の人たちは、本人よりもその本質を捉えていることがほとんどです。**自分でこうしたほうがよいと思うことより、ずっと正しく「あなたはこうしたほうがよいです」と判断してくれます。

また、人とかかわるのなら、自分がやりたいようにやるよりも、相手がしてほしいことをやるほうがうまくいくに決まっています。ホテルやレストランによく「お客様アンケート」が置いてありますよね。スタッフの対応はいかがでしたか？　お料理はどうでしょう、よかった点、気になった点をお教えくださいとあります。もし自分がお客で、よかったところがもっとよくなり、気になる部分がすべて改善されたらいいと思いませんか？　前よりずっとよくなるのですから、またそこに行っちゃいますよね。そして、改善してくれたこと自体も評価するでしょう。よくぞやってくれたと。

もしもあなたが他己評価のままに望まれるように変わったなら、あなたは周囲から愛され、頼りにされ、尊敬される優秀な歯科衛生士になるでしょう。試しに近くにいる人に聞いてみてください。「いまの私は何を改善すればよいでしょうか」と。とても有効なアドバイスがもらえるはず。

例の文句スタッフが、他己評価について何と言うか想像してみてください。たぶん「人が何を言っても関係ないです」か「どうせ私はダメなスタッフだって思っているんでしょ！」あたりですかね。何と思われようと、自分を変える気はない、それって問題ですよね。まさかあなた、それじゃないですよね。

美は見る人のなかにある

Beauty is in the eye of the beholder.

先日、勤め先の医院に見学の方がみえました。メインテナンスばかりのアポイントだったので、患者さんはほとんど変化もなく、何度目かの患者さんばかりですから、おしゃべりに花が咲いてしまいました。ゆるい仕事っぷりでごめんねと思いながらも感想を求めると、「とにかく仕事が早い」と言われました。

ええっ？　こんなにダラダラしてたのに？　事前にカルテチェックを

しているので、いらしたらすぐに核心となる質問ができていること。道具が整理されているので、すぐ取り出せることが評価されました。自分では何気なくやっていたことが、大切なんだと気づきました。こういうことも後輩に教えてあげなくちゃって思いました。

他己評価ってとても大事だと改めて思ったので、家族に質問してみました。「何か私に改めてもらいたいと思うことはある？」と。答えは「まったくない」でした。「もっと私にやってもらいたいと思うことはない？」と聞きました。答えは「そのままでいい」でした。

いつも何か言われるとすぐに言い返したり、自分から質問しておいて答えが気に入らないと逆ギレなんかしていると、他己評価ってもらえなくなるのよねぇ……。

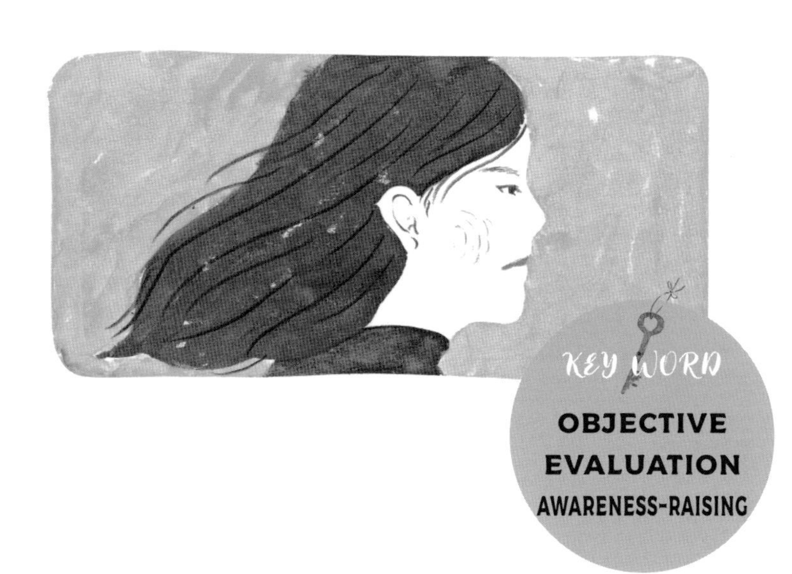

37

聞く
listening.

聞き上手
Being a good listener.

コミュニケーション上手というと、上手に話す人というイメージの人が多いのですが、実はコミュニケーション上手というのは聞き上手のことです。「まったく人の話を聞いてないんだから」と怒られる人はいても、「まったく、人の話を聞いてばかりいるんだから」と怒られる人はいません。上手な聞き手に出会うと、話をしていて楽しいですし、話し終わるとすっきりします。逆に、自分ばかりベラベラしゃべっている人と一緒にいると、とても疲れます。うんざりします。

私たちの仕事は、患者さんをやる気にさせることです。毎日ちゃんと磨いてほしい。定期的に通ってもらいたい。そのためには、ああしろこうしろと指示や提案ばかりするよりも、その人がどうなりたいのかを聞き出して、「それならこうするといいですよ」とアドバイスをするほうが簡単です。

何が食べたいですか？　と聞いて「お寿司」と答えた人には寿司ネタを売り、「ハンバーグ」と答えた人にはひき肉を売ればいい。「もう治療は絶対にしたくないわ」と聞けば「それなら、メインテナンスに通えばいいんじゃないですか？」と伝える。「むし歯になったらまた治療をすればいいや」と思っている人に「メインテナンスに通いましょう」と言い続けても、うるさがられるだけです。患者さんがどうしたいのかを聞き出すのはとても大事なことです。

雄弁は銀、沈黙は金

Speech is silver, silence is gold.

Step1　黙って聞く

こちらがペラペラしゃべっていては、相手が話せません。話の途中に口を挟まれ続けると、話す気が失せます。まずは黙って聞くことです。

よく子ども相手に質問を連発している人がいます。「今日は幼稚園だったの？」、「幼稚園で何したの？」、「何をするのが好きなの？」、「お絵描き？」、「お遊戯？」、「お弁当の時間は好きかな？」、「お昼に帰るの？」、「どうなの？」ってあなた、それじゃー答えを考える暇もありません。

だいたい子どもはこのようなコミュニケーションに慣れきっています。質問をしても答えを考えようとしない子どもは多いです。大人のペースで答えを要求され、質問の嵐を受け、考えている間に大人が答えを出してしまうからです。答えるまで待ちましょう。

途中で口を挟むのも厳禁です。最悪なのは途中で自分の話を始める人です。「あるある、私も先日ね……」なんて。人の物を途中で奪うようなことをしていて、相手が話すわけもありません。うんざりされるだけです。最後まで黙って聞きましょう。

自分がしてほしいことをする

Do not do to others what you would not like to be done to you.

Step2　動かずに聞く

「うんうん」と相づちを打ち続ける人がいます。

「はいはいはいはい、そうですよね」、「そうそうそうそう」

そんなあなたと向かい合って、落ち着いて話せるわけもありません。相づちばかり打っていては、相手の話を正確に摑んでいるかもあやしいです。ニワトリじゃないんだから、動かずに聞きましょう。

「さっきご家族が事故で」なんて重要な話を聞くときって、相手の目を見つめて動かずに聞きますよね。動けているのは聞けていない証拠。自分のためにも相手のためにも、動かずに聞きましょう。

話を聞きながら指をパチンパチンとはじいている人がいます。手をぐっと握りしめて、手の甲を白くさせている人もいます。これは落ち着かない、イライラしているというサインです。「タバコをやめるくらいなら入れ歯でいいや」と思っている人に禁煙指導をするとこうなります。そういうときには同じ話を続けるのをやめて、方向転換をしましょう。

笑顔で「タバコを吸っていると肩身が狭いんじゃないですか？」なんて喫煙者の苦労話を聞いてあげるのもよいでしょう。「タバコを吸うのも一苦労ですね」と愛情をもって聞いてあげると、「ちょっとは減らしてみようかな」と頑なだった気持ちがほぐれるかもしれません。

話を聞くときは、相手の動きを見ながら落ち着いて、動かずに、愛情をもって聞きましょう。

コミュニケーション上手は聞き上手

Good communicator is a good listener.

Step3　何を言おうか考えずに聞く

何かを考えながら、人の話をきちんと聞くのは難しいです。次に何を言おうか考えている間は、集中して話を聞けません。考え始めてしまったら「いかんいかん」とすぐやめて、また相手の話に集中しましょう。

集中して聞いていると、相手が本当は何を言わんとしているのか自然にわかってきます。話が終わってから、何を言おうか考えても遅くない。話を中途半端に聞いて話すより、きちんと聞き終わってから話すほうが、よっぽど気の利いたことが言えます。

また、集中して聞いてくれていることがわかると、相手も真剣に話してくれます。話を聞かれていないというのはわかるものです。あなたも誰かに「聞いてんの!?」と怒ったことがあるでしょう。「聞いてる、聞いてる」と相手は間違いなく答えるわけですが、そんなのわかっちゃいますよね。聞くことはコミュニケーションの基本です。相手が「聞いてもらってる感じ」を受けるような聞き方をしましょう。

KEY WORD

SILENT
STEADILY
CONCENTRATED

38

わかりません

Ignorance.

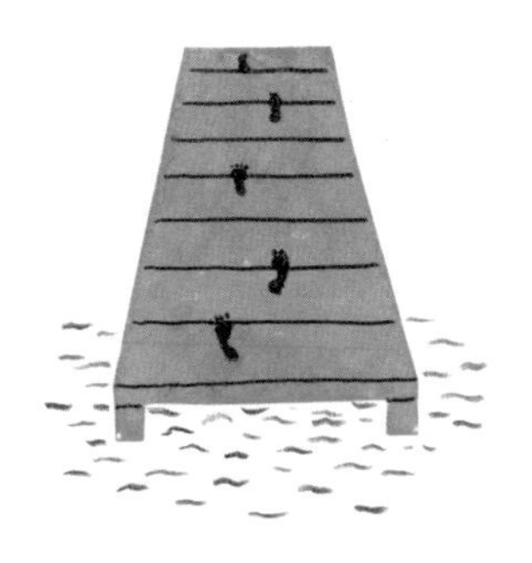

不知の知

I know nothing except the fact of my ignorance.

　先輩や先生が、あなたにあれこれ教えてくれることがあるでしょう。相手はあなたがわかっていないと思うから、教えてくれているのです。もしかすると、“少しはわかっている”かもしれない。だとしても、それは全部じゃないし、できていないことがあるわけです。

　そこで大切なのは、“自分はわかっていない”と認めることです。そう思えれば、相手の話に耳を傾ける気持ちにもなるでしょう。褒められるのはうれしいけれど、できていないことを指摘されるとちょっと暗い気持ちになる。でも、教えてもらえるいまがチャンス！　しっかり話を聞いて、今度こそ完璧にマスターすればいい。わからないのは悪いことではありません。学べば学ぶほど、わからないことはたくさんあるということを知ることになります。

　知らないことを理解しようとするのは、すばらしいこと。もし後輩が「先輩、教えてください！」と言ってきたら、おおえらいねぇ、頑張って育ててあげようと思うでしょ。問題なのは、わかっていないのにわかったフリをすること、わかっていなくちゃいけないことを、わからないままにしておくことです。そして、できていないのに、適当にやり続けることです。そうでしょう？

知ったかぶり

Miss. Know it all.

経験のある歯科衛生士が再就職するとき、トラブルになるのは、たいてい「わかりません、教えてください」と言わないことが原因です。気持ちはわかるんだけど、新しく入った医院スタッフのアドバイスを聞き入れない人が多いです。

自分が下に見られているように受け取って、いちいち反抗的な態度をとる。そして、「前の医院では」とすぐ言い返す。教える立場の人が年下だと、自分の経験ばかりを振りかざし、新しい医院のやり方に合わせようとしない。

教えるほうも、せっかく入った人に辞められては困るので、ビシッと言えない。普段の仕事に加えて教育の仕事も任され、それじゃなくても疲れているのに、教えるたびにいちいち言い返される。そんなことで、新人ができるようになるわけもなく、院長からは「ちゃんと教えてよ」と怒られる。新人は、周りをイラつかせているのを感じ取り、「自分のせいじゃないもん！」とプンプンプン。院長もイライラ、教える人もイライラ。お互いにストレスが溜まるばかりです。

何年経験があったって、初めて来た医院のやり方など、最初からわかるわけがありません。自分の長い経験に基づくやり方のほうが、やりやすいかもしれないけれど、最初は一通り教えてもらい、全体の流れをきちんと理解したところで、もしよりよい方法があるのなら、理由をわかりやすく説明し、提案するのがよいでしょう。

唯一の善は智であり、唯一の悪は無知である

The only good is knowledge and the only evil is ignorance.

歯科衛生士向けの専門誌には、毎月目を通すようにと後輩に指導しています。最初は馴染みのない単語がたくさんで、読みにくいかもしれません。「半分もわからない、それでいいよ」と言ってます。

スピードラーニング®というのがありますよね。聞くだけでいつの間にか英語が話せるようになるという学習ソフトです。英語が流れた後に日本語訳が流れます。最初は英語が聴き取れず、意味もわからず、「何を言ってるんだろう？」とちんぷんかんぷんでも、しばらく聴き続けていると、英語に耳が慣れてくる。そのうち街で外国人が交わしている会話の意味がわかってきて、いつの間にか英語がペラペラになるというあれです。

英会話ってそんなに簡単なものじゃないだろうけど、慣れてくると聞こえてくることはあるでしょう。雑誌を読むというのは、これに似ています。最初はよくわからなくても、読み続けていると、少しずつ意味がわかってくる。仕事中疑問に思ったことも、以前はそのままにしていたけれど、「あれ？　確か先月号に載ってたな」と専門誌を開いてみる。今回は読み流すのではなく、興味をもって読み始めるので、「そうか、そういうことか！」とバッチリ理解できる。知識が広がれば、他の記事もスイスイ読めるようになる。さらに知識が深まるということです。

最初はハードル高くてもいいのいいの。**読み続けていれば、読めるようになってくるから大丈夫。**入門編として専門誌は最高。挿絵もたっぷり、たいていその道の専門家が書いていらっしゃるので、新しい情報も満載です。

無知は厚かましさを育てる

Ignorance is the mother of impudence.

先日私は、歯磨剤によるプラークの除去効果について調べていました。いろいろ書かれているので、なかなか本当のところがわからず、知り合いの先生に質問をしたら、「除去する対象物よりも軟らかい物を使ったって取れるわけないだろ！」と瞬殺されました。

ネットで調べていると、歯科医師オススメの歯磨剤が出るわ出るわ。歯科医院のHPにもたくさんありました。そして、薬効などについて、間違ったことが書かれているサイトが多いことにも驚きました。教えてもらう人を間違うと、わかったのかわかっていないのかすら、わからなくなりますね。

さあ、「わかりません」と宣言しましょう。開き直るんじゃありません。わからないと認めたところからスタートです。知ってるふりなんてしていたら、いつまで経っても頭に入ってこないもの。「わかりました！」を目指していきましょう。

調べてみましょう、誰かに聞いてみましょう。やって見せてもらうというのもいいですね。学びたいテクニックは、すぐに携帯を持ってきて、録画をさせてもらいましょう。お願いします、教えてください！

KEY WORD

IGNORANCE
ACCEPT
START

39

鳥瞰する

Bird's eye view.

満天の星

A sky full of stars.

ジャングルに囲まれた南の島に行きました。海辺から見上げる夜空は、まさに満天の星。「宝石をちりばめたような」なんて甘いもんじゃなく、黒い部分より白い部分のほうが多いくらい。なかでも色濃い天の川は、地上の大河を映したようにくっきりと、流れを止めて横たわっている。

宇宙人はいないだって？　そんなふうに考えるなんてどうかしてる。見てよこの星たちを。この地球にだけ命があるなんて考え、どうかしてる。この星々を見れば、誰だってそう思う。宇宙が身近に感じられる。目の前に広がる“ここ”が宇宙だって思える。このなかの一つが地球なんだって。

そう考えると、地球ってなんてちっぽけなんだろう。宇宙という大きな会社にいる一人の社員みたい。小さいけれど一人ひとりは大切な存在。普段、宇宙の一員なんて感覚ないもんね。そう考えると、この足元にある星が、とても愛おしく思えた。

流れ星があちこちに消えていく。「お願いしなくちゃ」なんて悠長なことを言っってていいの？　私たちの星と同じような星の、もしかしたら最期の瞬間かもしれない。そんな星の欠片かもしれないのに。いままでは流れ星を見つけてうれしかったけど、今日はなんだか悲しい。その星にいた命のことを考えて。**見方が変わると世界が変わる。**

鳥瞰

Bird's eye view.

空を飛ぶ鳥の目で眺めることを鳥瞰といいます。たとえば、山頂から雲海を眺める。たとえば、高層ビルから町の夜景を眺める。都会のスクランブル交差点。行き交う人をビルの上から眺める映像はテレビドラマのオープニングシーン。

鳥瞰とは鳥の目という意味。いつもの視点を鳥の目に変えてみる。上から、遠くから、離れてみると、いつもと違う風景が広がる。いつもと違う考え方ができる。困ったことがあったら、何かいき詰まったら、アイデアが浮かばなかったら、鳥瞰してみるといい。顔を上げて深呼吸。目の前のことだけじゃなくて、視野を広げてみるといい。

視点を変える

Looking from different angles.

ある仕事を引き受けるかどうか悩んでいました。やったほうがいい理由はいくつもある。でも、やらないほうがいい理由もいくつもある。たぶん私は役に立つだろう。でも時間も取られる。でも一緒にやりたいと思う人たちがいる。

「でも」、「だって」、「だとしても」とグダグダ思い悩んでいたら、一人の先生が言いました。「もし僕が“でも”、“だって”なんて言ってたら君は僕になんて言う？」。「えっ !?」、私は思わず大笑い。もちろん「先生何を悩んでいるんですか、先生がいたほうがいいに決まってるじゃないですか。そりゃ面倒なことがあるかもしれないけど、みんな待ってる。バカなことグダグダ言ってないで、とっととやるって言ってください！」そう言うだろう。

小言を言う院長。「まったくいつもいつも小言ばかりでしつこいんだから」って思うよね。もしあなたが院長だったらどうだろう。何度言ってもきちんとやらない。そりゃやってくれるけど、“きちんと”じゃない。何度言ったら済むんだよって思うと、やる気を引き出す言葉より、自分のイライラをぶつける言葉になっちゃうんじゃない？　気持ち、わからなくもないでしょ。

さて、そんな２人を他院のスタッフが見たらどうだろう。先生も先生だけど、スタッフも、もうちょっと先生がやりやすいようにやってあげればいいのに。ちゃんと返事をすればいいのに。いちいち口答えしなければ、先生の言い方だって、もっとやさしくなると思うけどな。そう思うんじゃない？

我思うゆえに我あり

Cogito, ergo sum.

まあ、人生は山あり谷あり。谷あり谷あり谷ありで、たまに山ってもんですよ。そんななか、みんな頑張ってる。もっとたいへんな人だって山のようにいるはず。あなたは幸せなほうよ。楽しいことあるし、仲間だっているし。ホントのとこ、実はもっとまじめにやることだってできるのに、多少手抜きもしてるでしょ。

確かに私たちはちっぽけな存在だけど、あなたがいるから世界がある。

ながーい宇宙の歴史のなかで、自分の人生なんて、ほんの一瞬にすぎない。だから、肩の力を抜いて、周りの人のやさしさを受け取って、誰かのためにちょっとだけ、今日はやさしくなりましょう。いいでしょ。

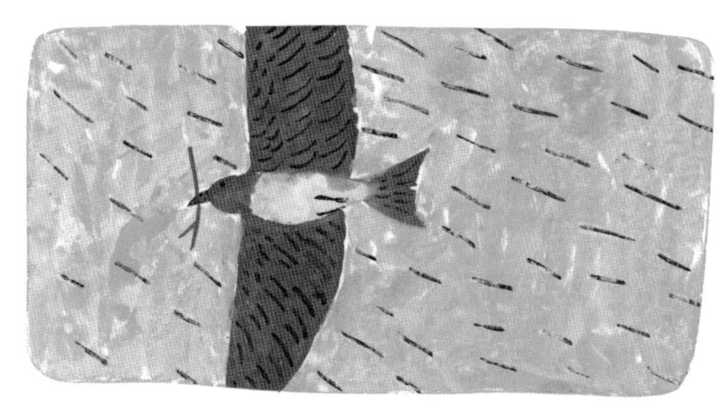

KEY WORD

UNIVERSE
PLANET
INDIVIDUAL

40

休暇をとる

Taking a vacation.

社員をサーフィンに行かせよう

Let my people go surfing.

アウトドア用品の会社「パタゴニア」の社員は、いつでもサーフィンに行ってよいそうです。いい波が来るのは休日だけとは限らない。いい波が来たとき、たとえそれが平日の朝だとしても午後の２時だとしても、いつでもサーフィンに行ってもよい。

しかし当然ながら、いつでも出かけられるよう、自分の仕事をきちんとこなしておく必要がある。「午後から海に行きたいんだ」と他の社員に言ったときに、「ああいいよ、楽しんでおいで」と言われるような環境を作っておく必要があるのです。自分の仕事を責任をもってこなしているからこそ、最高の波に乗ることができる。

パタゴニアは「アメリカで最もカッコイイ企業」に選ばれ続けている。どうだろう、朝サーフィンを存分に楽しんだ後にする仕事は。どうだろう、今日の波や今度のツアーの話をしたくて、わくわくしながら待っている仲間が職場にいたとしたら。自分の好きなことをしながら仕事をする。仕事に集中したからこそ、遊びが楽しめる。すると仕事もまたさらに楽しくなり、人生が充実したものになるのは間違いない。

休暇をとろう。おもいっきり遊んで、そしてリフレッシュしてからまた仕事に戻ろう。心と身体をピカピカに磨きあげて、また戻って来よう。

よく遊びよく学べ

All work and no play makes Jack a dull boy.

山の上にあるお寺。その長い石段を下から見上げ、いまからここを登るのかと思うと「クラッ」とします。気が重くなってしまう。でも所々にある平坦な場所で一息入れると、また登り続ける気が湧いてきます。休暇はそんな踊り場の息継ぎです。登る高さは同じでも、一息つきながら登るのと、一気に登るのとは負担が違う。気持ちも身体も楽に登ることができるわけです。

そんな気分転換は、生産性の向上にも繋がります。疲れたまま仕事を続けるより、ちょっと気分転換をして再スタートをすれば、落ちたペースを戻すことができます。気分転換は、“身体を動かす”、“心を動かす”、“休む”、そして“遊ぶ”です。休暇をとってこのすべてをやりましょう。

気分転換は、“日常”や“いま”と離れるほどに効果があります。自分でも「まさか!?」と思うような計画を立てましょう。お金を貯めて、いまだかつてない人生初の気分転換をしませんか？　一生忘れられないような思い出に残る休暇をエンジョイしましょう。

生涯学習

Lifelong learning.

イルカやアシカは脳の半分を交互に休ませることにより、周囲を警戒しながら睡眠することが可能だそうですが、人間の脳は休みをとりません。休んでしまうと当然呼吸も止まってしまいます。

ところが、脳自身は疲れないそうです。一生懸命考えごとをすると、脳が疲れた気がするのですが、疲れるのはこわばった身体や目なのです。疲れたなと思っても、考えるのをやめる必要はありません。軽く身体をほぐしながら、考えたり学んだり、本を読んだりし続けるのは可能なのです。

むしろ、身体を動かしながらの考えごとは、集中力が高まってよいのです。たとえば、本を読むのに疲れたら、首を回したり足踏みをしながら読書を続けます。気分転換も兼ねて、外に出て本を読むのもいいですね。海が見えるテラスでの読書、どうですか。どこかの街のカフェでノートを広げる。いいですよね。温泉はどうですか、素敵なホテルもいいですね。さあ、本を持って旅立ちましょう。

過労死

KAROSHI

「過労死」は英語でも「KAROSHI」と表現されます。日本の過酷な勤務形態が、欧米にも伝わっているのですね。日本人は真面目だといわれます。一方、欧米人が長いバカンスをとったり、昼寝の習慣があったり、南国の人はのんびりしているとよく聞きます。そんな生活をうらやましいとは思いますが、勤勉であることは、日本人が世界に誇れることです。せっかく日本人に生まれたのですから、ばっちりお仕事をして、きっちり休暇をとる、そんなメリハリをつけましょう。

仕事を充実させていないと、休暇は楽しめません。仕事をだらだらしていると、休暇もだらだらと過ぎてしまいます。仕事がうまくいっていないと、休み中もいろいろ思い出して気持ちが重くなり、悶々としてしまいます。仕事をばっちりやるということは、ばっちり休暇を楽しむために重要です。よく学び、よく働き、そしてよく遊ぶ。

しっかり遊んでいると、友だちや仲間が増えてきます。ストレス発散に付き合ってくれたり相談に乗ってくれる友だちは、仕事でいき詰ったり思わぬ失敗をしたときも、必ずあなたの支えになってくれます。休暇をとって、仕事以外の人たちとの繋がりを作ることで、逆にあなたの仕事はスムースになるかもしれません。

でも、休暇はきちんと仕事をやった人のものです。毎日が休憩みたいな仕事っぷりの人は、休暇なんて必要ありません。そんなことしている暇があったら、まじめに働け！　です。

【参考文献】イヴォン・シュイナード：社員をサーフィンに行かせよう
──パタゴニア創業者の経営論．東洋経済新報社，2007.

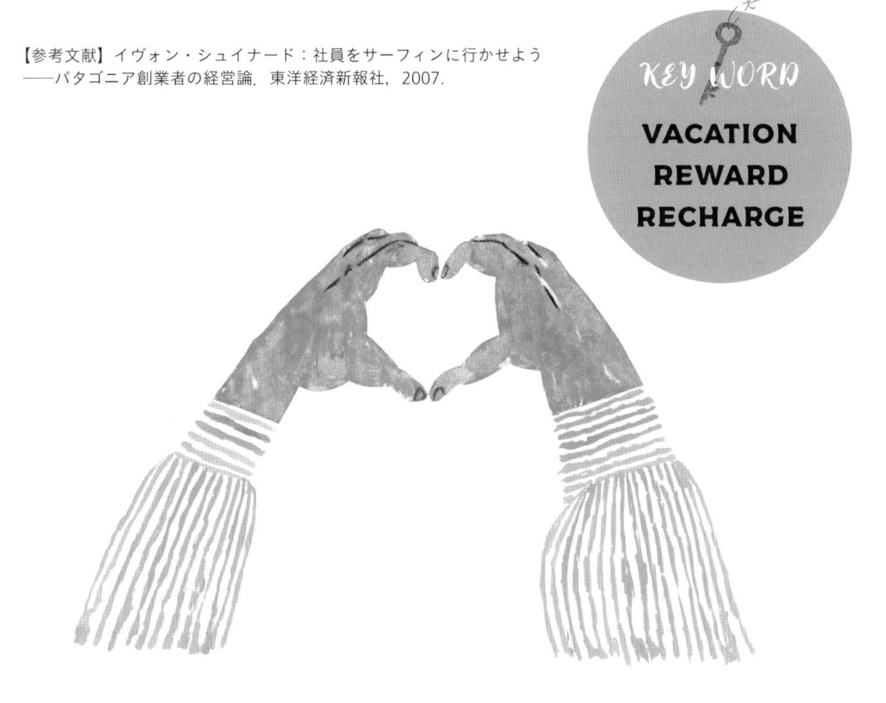

著者略歴

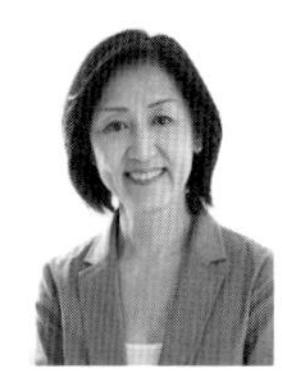

井上 和（いのうえ かず）

フリーランス歯科衛生士

東京都歯科医師会附属歯科衛生士学院卒業。保健所、都内歯科医院勤務の後、卒後５年目から現在まで臨床を続けながら、全国の歯科医院にてスタッフトレーニング、セミナー講師、院内システムの構築サポートなどを行っている。
ぶっちゃけ K's seminar 主宰。講演内容はカリオロジー、ペリオドントロジー、Tooth wear、モチベーション、根性論と題する医療者としてやるべきことについてなどさまざま。一般企業に向けてゴール達成コーチングなども行っている。
著書に『セルフコーチング　毎日をごきげんにする方法　Enjoy Working篇』（デンタルダイヤモンド社）がある。
kazuin101@gmail.com

くぼあやこ

山形県生まれ。ボローニャ国際絵本原画展入選。入選作がフランスにて出版。これが初仕事となる。2012年HBファイルコンペ副田高行賞。書籍、雑誌、広告等で活動中。
http://kuboayako.com

セルフコーチング
毎日をごきげんにする方法　Enjoy Life 篇

発行日	2020年５月１日　第１版第１刷
著者	井上 和
発行人	濵野 優
発行所	株式会社デンタルダイヤモンド社
	〒113-0033　東京都文京区本郷３−２−15　新興ビル
	電話＝03-6801-5810㈹
	https://www.dental-diamond.co.jp/
	振替口座＝00160-3-10768
印刷所	共立印刷株式会社